Eine Verbesserung der Herzleistung scheint durch Q_{10} erreicht zu werden, was die Möglichkeit des Einsatzes dieses Mittels sogar bei sportlichen Aktivitäten deutlich macht, auch und vor allem im Leistungssport.

Servizio di Medicina dello Sport, Jesi, Italien

Die Herzkranken fühlten sich persönlich weniger müde, ihre Aktivitätstoleranz stieg und bestehende Altersbeschwerden verschwanden.

Dr. Mortensen, Municipal Hospital, Dänemark

Die maximale Belastbarkeit des Herzens konnte in den 8 Wochen der Q_{10} Verabreichung kontinuierlich erhöht werden.

Dr. Vanfraechem, Universität Brüssel

Unsere Ergebnisse zeigen, daß Q_{10} prophylaktisch zum Schutz des Herzmuskels vor den schrecklichen Folgen einer Ischämie eingesetzt werden kann.

Dr. G. Nayler, Kardiothoraktische Institut der Universität London

Die Steigerung der Herzleistung, die verminderte Herzinfarktneigung und die verlängerte Überlebenszeit bei mit Q_{10} behandelten Herzpatienten ist der Beginn einer neuen Epoche in der Behandlung von Herzmuskelerkrankungen infolge von Energiemangel und Fehlfunktion des Herzmuskels.

Dr. W.V. Judy, St. Vincent Hospital, USA

Herzwunder

Co-Enzym Q10

Dr. Emile G. Bliznakov

Gerald L. Hunt

Herzwunder Co-Enzym Q10

LebensBaum Verlag

Widmung

Dieses Buch ist L.A.M. gewidmet
sowie
Margret und John Carlin

„Das große Ziel der Wissenschaft ist es, den Gesundheitszustand des Menschen zu verbessern, indem man ihm zu seinen natürlichen Kräften zurück verhilft."

Elemente der Natürlichen Philosophie, 1808

Gesund & Vital

Copyright © 1987	Emile G. Bliznakov, M.D. und Gerald L. Hunt. Veröffentlicht mit Genehmigung von Bantam Books Inc., New York
Copyright © 1992 Deutschsprachige Übersetzung und Bearbeitung	LebensBaum Verlags GmbH Postfach 5503, D-4800 Bielefeld 1 1. Auflage 1992
Übersetzung und Bearbeitung	Nicole Spill, Dr. Jochen Becher
Die Deutsche Bibliothek – CIP-Einheitsaufnahme	Bliznakov, Emile G.: Herzwunder Co-Enzym Q_{10} / Emile G. Bliznakov; Gerald L. Hunt. [Übers. u. Bearb. Dr. Jochen Becher] 1. Auflage – Bielefeld: LebensBaum Verlags GmbH, 1992; (Gesund & Vital) Einheitssacht.: The Miracle Nutrient Co-Enzym Q_{10} < dt. > ISBN 3-928430-00-9 NE: Hunt, Gerald L.; Becher, Jochen [Bearb.]
Bearbeitung und Aktualisierung der amerikanischen Originalausgabe	The Miracle Nutrient Co-Enzym Q_{10}, Emile G. Bliznakov, Gerald L. Hunt, © Bantam, New York, 1986
Satz	satzbau, Bielefeld
Herstellung	Mohndruck, Gütersloh

Herzwunder
Co-Enzym Q_{10}:
Der revolutionäre, wissenschaftliche Durchbruch, der das Herz stärken und das Leben auf natürliche Weise verlängern kann.

Dr. Emile G. Bliznakov,
Präsident und Wissenschaftsdirektor
des Lupus Forschungsinstitutes,
Connecticut (USA),
und Gerald L. Hunt.

Vorwort

Praktische Erkenntnisse sind für jeden Wissenschaftler das beste Ergebnis.

In mehr als 25 Jahren wurden die Theorien bezüglich Co-Enzym Q10 und seiner Notwendigkeit für das Herz wissenschaftlich bewiesen.

Nach dem Q10 Verzehr zeigten sich bedeutende Verbesserungen der Herzleistung. Und diese Ergebnisse sind keinesfalls subjektiv, sondern klinisch jederzeit wiederholbar.

Im Gegensatz zu vielen Medikamenten ist das Co-Enzym Q10 ein absolut natürlicher Nahrungsbestandteil. Q10 wird bereits von Millionen Menschen täglich genutzt und zeigt auch in toxikologischen Untersuchungen mit vielen tausend Personen – selbst bei hohen Dosierungen – keine Nebenwirkungen.

Mit der natürlichen Alterung tritt ein Mangel an Co-Enzym Q10 auf. Der höhere zusätzliche Bedarf an Q10 durch eine unausgewogene Ernährung und die abnehmende Fähigkeit des Körpers, genügend körpereigenes Q10 zu produzieren, macht eine zusätzliche Nahrungsergänzung mit Q10 unerläßlich.

Meine wichtigste Empfehlung lautet deshalb:

Nutzen Sie die hier aufgezeigten Erkenntnisse meines Kollegen Dr. Bliznakov, die ich aus eigener über 20jähriger Q10 Forschung bestätigen kann, und die Möglichkeiten des Herzwunders Co-Enzym Q10 für Ihre Gesundheit.

Prof. Dr. Fritz Zilliken

em. Direktor des Instituts für Physiologische Chemie an der Medizinischen Fakultät der Friedrich-Wilhelms-Universität Bonn

Über den Autor Dr.med. Emile G. Bliznakov

Dr. Bliznakov arbeitet seit einem Vierteljahrhundert auf den Gebieten Biochemie, Mikrobiologie, Immunologie, Neurochemie, Altersforschung und Volksgesundheit. Er gilt als einer der führenden amerikanischen Wissenschaftler in den Bereichen Immunologie und Altersforschung.

Seine Studien haben entscheidend dazu beigetragen, die lebenswichtige Rolle des Co-Enzyms Q10 nachzuweisen. Er hat über 80 Abhandlungen in medizinischen Lehrbüchern und den angesehensten Fachzeitschriften veröffentlicht - weltweit. Er ist heute Präsident des „Lupus Research Institute" in Connecticut (USA) und berufenes Mitglied in einer Vielzahl von wissenschaftlichen Gesellschaften und Gremien. Er wurde so u.a. in Anerkennung seiner großen wissenschaftlichen Leistungen in die Königliche Gesellschaft für tropische Medizin und Hygiene, London, berufen.

Des weiteren wurde sein Name in folgende Nachschlagewerke aufgenommen:

- *Amerikanische Männer und Frauen der Wissenschaft*
- *Who's who in der Weltmedizin*
- *Prominente Lehrmeister Amerikas*
- *Who's who in den Grenzgebieten der Wissenschaft und Technologie*
- *Internationales Buch der Ehrungen*

Inhalt

Vorwort
- Prof. Dr. Fritz Zilliken, Bonn
- Über den Autor Dr. Emile G. Bliznakov

Seite 12 Begriffe auf einen Blick

Seite 16 Wichtiger Hinweis

Seite 18 Einleitung

Seite 26 I Co-Enzym Q10: Was ist das?
- Zündfunke unserer Energie (27)
- Allgegenwärtiges Vorkommen (28)
- Natur pur (29)
- Die Co-Enzym Q Familie (30)
- Q10 ist ein Vitamin (34)
- Q10 Mangel muß ergänzt werden (37)
- Wie entsteht Q10 Mangel? (37)
- Jeden Tag Q10 als Nahrungsergänzung (39)
- Wie schnell wirkt Q10? (42)
- Wie sicher ist Q10? (44)

Seite 46 II Q10 und die Herzfunktionen
- Todesursache Herzerkrankungen (46)
- Das Organ Herz (47)
- Wenn Q10 fehlt (49)
- Herzkrankheiten durch Mangel an Q10 (50)
- Gesünder durch Q10 Ergänzungen (55)

Seite 57 III Q10 gibt dem Herz Schutz und Energie
- Kräftigung ohne Sport (57)

- Training erhöht Q10 Gehalt (61)
- Verbesserte Herzleistung (62)
- Hilfe für das Altersherz (69)
- Arterienverkalkung vorbeugen (70)
- Bluthochdruck senken (71)

Seite 78 IV Q10 BEI HERZERKRANKUNGEN UND HERZOPERATIONEN

- Herzrhythmusstörungen bessern sich (78)
- Stärkung des Herzens bei Herzmuskelschwäche (81)
- Steigerung der Herzleistung durch Q10 (86)
- Hilfe bei schweren Herzerkrankungen (89)
- Verringerung des Herzoperationsrisikos (100)
- Risikosenkung bei Medikamenten (107)
- Lebensverlängernde Q10 Therapie (109)

Seite 117 V WEITERE ERGEBNISSE DER Q10 FORSCHUNG

- Q10 schützt das Herz bei Sauerstoffmangel (117)
- Q10, wirksamer durch Vit. E (122)

Seite 124 VI DIE Q10 GESCHICHTE

Seite 128 VII ANHANG

- Erklärung wichtiger Fachausdrücke (131)
- Weiterführende Literatur (142)
- Tabellenverzeichnis (156)
- Allgemeines Stichwörterverzeichnis (158)

Alterskrankheiten	Seite **69**
Angina pectoris	Seite **94** uff., 49, 69, 108
Altersherz	Seite **69**, 37 uff.
Arrhythmie	Seite **78** uff.
Arterienverkalkung	Seite **70**
Arteriosklerose	Seite **70**
Beklemmung am Herzen	Seite **96** uff., 49, 69
Bioenergien	Seite **27**, 57 uff., 105
Blutdruckkrankheiten	Seite **71** uff.
Blutgefäßverengung	Seite **71** uff.
Bluthochdruck (Hypertonie)	Seite **71** uff.
Blutstauende Herzschwäche	Seite **108**
Brustenge	Seite **94** uff., 69
Bypass (-Operationen)	Seite **102** uff.
Co-Enzym Q10	Seite **26** uff., 18, 30, 34, 46, 57, 78, 86, 117, 124
Durchblutungsstörung	Seite **71** uff.
Endomyokard (Biopsie)	Seite **83**, 53
Ernährung	Seite **34** uff.
Fitness	Seite **57** uff., 61

Herz-Kreislauf-Erkankungen	Seite **46**, 50, 64 uff., 78 uff.
Herzanfall	Seite **89** uff., 117 uff.
Herzattacke	Seite **91**
Herzenge	Seite **96** uff., 49, 69
Herzfunktion	Seite **46** uff., 58, 62, 86
Herzfunktionsstörung	Seite **63** uff., 49, 86
Herzinfarkt	Seite **89** uff.
Herzklappenfehler	Seite **84**, 101
Herzkranzgefäße, Erkrankung der Herzleistung	Seite **71**, 50, 86 uff.
Herzmuskelerkrankungen	Seite **81** uff., 53, 64, 88, 97, 102
Herzoperation	Seite **100** uff., 78
Herzrhythmusstörung	Seite **78** uff.
Herzschlag	Seite **81** uff., 117
Herzschrittmacher	Seite **79**
Herzschutz	Seite **57** uff., 92, 120
Herzschwäche (Herzinsuffizienz)	Seite **69**, 49, 97 uff.
Herzstolpern	Seite **78** uff.
Hypertonie	Seite **71** uff.
Immunsystem	Seite **38**

Ischämie	Seite **117**, 49
Koronare Herzerkrankung	Seite **71**, 50, 86 uff.
Koronarthrombose	Seite **72** uff.
Körpertraining	Seite **61** uff.
Kräftigung des Herzens ohne Körperübungen	Seite **57** uff.
Künstliche Herzklappen	Seite **104** uff.
Langzeittherapie	Seite **110** uff., 45
Mangel an Q10	Seite **37** uff., 26, 49, 55, 75, 83
Mitochondrien	Seite **27**, 62
Nährstoffe	Seite **36**
Nahrungsergänzung	Seite **39**, 84
Nebenwirkungen	Seite **107** uff., 45
Nebenwirkungen von Q10	Seite **45** uff.
Operation	Seite **100** uff.
Prophylaxe (Vorbeugung)	Seite **70**, 39
Risikofaktoren	Seite **107** uff., 100
Sauerstoffmangel	Seite **117** uff.

Ubichinone	Seite **29**, 31
Vitamine	Seite **34** uff., 40, 122
Vorbeugung (Prophylaxe)	Seite **70**, 39

Wichtiger Hinweis

Co-Enzym Q_{10} ist notwendig für die Zellenergie und eine normale Herzfunktion. Zur Unterstützung der körpereigenen Synthese von Q_{10} – insbesondere in der zweiten Lebenshälfte – ist der zusätzliche Verzehr von Co-Enzym Q_{10} eine sinnvolle Nahrungsergänzung. So wird bereits eine große Anzahl von Co-Enzym Q_{10} Nahrungsergänzungs-Produkten in vielen Ländern frei verkäuflich angeboten.

Nebenwirkungen, wie sie bei Medikamenten auftreten können, wurden bei einer Nahrungsergänzung mit Co-Enzym Q_{10} in zwei Jahrzehnten bei millionenfacher Anwendung nicht bekannt.

Dieses Buch beschreibt die Entdeckung, Wirkungsweise und Entwicklungsgeschichte des Q_{10}. Die Autoren wollen jedoch nicht zur Selbstmedikation bei Krankheit anleiten (Krankheitssymptome können häufig – ohne ärztlichen Rat oder Hilfe durch einen Fachmann – nicht richtig eingeordnet werden).

Keinesfalls sollten bei Verzehr einer Co-Enzym Q_{10} Nahrungsergänzung bereits verschriebene Medikamente und Dosierungen ohne Konsultation eines Arztes verändert werden.

Die Formel für die Herzgesundheit

Gibt es so etwas wie ein Herzwunder?

Das Co-Enzym Q10 könnte eine positive Antwort auf diese Frage sein: Ohne Q10 funktioniert Ihr Herz nicht. Schon wenn der Q10 Wert in Ihrem Herzen sinkt, wird sich der Gesundheitszustand Ihres Herzens verschlechtern.

Eine einfache Formel ist daher:

GENÜGEND Q10:

= AUSREICHENDE HERZENERGIE

= KRÄFTIGE HERZLEISTUNG

Einleitung

Ein Journalist und das Wunder Q10

Dieses Buch ist für alle, die Entscheidendes für ihr Herz tun wollen, die einen von der Natur geschenkten Nährstoff einer Herzbehandlung mit körperfremder Medizin vorziehen.

Wir enthüllen Unschlüssigkeit und Unverständnis, mit denen die medizinische Fachwelt oftmals einer revolutionären wissenschaftlichen Entdeckung gegenübersteht. Vor allem, wenn es um einen „neuen" Nährstoff mit enormen Heilkräften geht.

Als ich das erste Mal von Co-Enzym Q10 hörte, war ich skeptisch. Wer als Journalist für die Londoner Daily Mail und für internationale Nachrichtenmagazine gearbeitet hat, der ist Wundern gegenüber kritisch. Ich konnte nicht glauben, daß eine einzige, in keiner Weise ungewöhnliche chemische Verbindung derart der Gesundheit dienen sollte.

Zu diesem Zeitpunkt, 1984, war ich Mitautor eines Buches über die Tryptophan-Diät, die selbst Dauerschmerzen lindert. Die Kraft dieses rein natürlichen Nährstoffes war beeindruckend – die Wirkung von Q10, auch eine Natursubstanz, schien jedoch noch weit außerordentlicher zu sein.

Doch damals hatte ich bereits gelernt, die gesundheitsfördernde Wirkung von Nährstoffen anzuerkennen. Ich akzeptierte, daß unsere körpereigene Hausapotheke wohl tatsächlich vielen Produkten der Pharmaindustrie überlegen ist. Stammen nicht viele moderne Medikamente aus Pflanzen und natürlichen Nährstoffen, die Apothekern und Medizinern seit Jahrhunderten bekannt waren?

Was mich am Co-Enzym Q10 beeindruckte: Seine Wirkung setzt an der die Grundlage des Lebens bildenden Zelle an. Ohne den Nährstoff Q10 kann keine Zelle im menschlichen Körper arbeiten.

Wirklich umwerfend erschien mir, was Altersforscher in der Fachzeitschrift Anti-Alterungs-Forschung über Q10 verkündeten: Das „Herzwunder“

- bringt das Immunsystem auf Trab,
- steigert die Herzkraft ohne Ausdauertraining,
- schafft Erleichterung bei Angina pectoris,
- beugt Herzattacken vor,
- senkt Bluthochdruck,
- verringert Übergewicht auf natürlichem Wege und
- verlängert sogar das Leben.

Diese positiven Wirkungen von Q10 setzen ein, wenn die Nahrung durch den Nährstoff Q10 angereichert wird.

Doch keiner der Mediziner, die ich bis jetzt interviewte, kannte Q10. Fündig wurde ich erst in einem Pharmaunternehmen auf Long Island, USA, das Q10 exklusiv aus Japan importierte - aus dem einzigen Land der Welt, das diesen Vitalstoff in größeren Mengen produzierte.

Die wissenschaftlichen Unterlagen, die ich hier bekam, enthielten beeindruckende Forschungsresultate von Universitäten und wissenschaftlichen Instituten aus aller Welt.

Zu dieser Zeit nahmen bereits weit über 10 Millionen Japaner – fast 10 Prozent der Bevölkerung – Q10 täglich ein. Und in klinischen Untersuchungsreihen mit Tausenden Personen wurden keinerlei schädliche Nebenwirkungen festgestellt. Q10 schien also absolut ungefährlich zu sein.

Ich erfuhr, daß Q10 1957 entdeckt wurde. Doch Dr. Karl Folkers und seine Forscherkollegen an der Universität von Texas waren die ersten Wissenschaftler, die die lebenswichtige Bedeutung von Q10 für Atmung und Energieproduktion der menschlichen Zelle erkannten. Aber, fragte ich mich nun, warum hatte Q10 fast drei Jahrzehnte unbeachtet auf den Labortischen herumgelegen?

Natürlich war dem gar nicht so – vor allem nicht in Japan. Hier hatte die Biotechnologie bereits ihren Anfang genommen, und Aminosäuren und Enzyme konnten dadurch preiswert und in großindustriellem Maßstab hergestellt werden. Ein Bio-Boom wurde daraus, der jetzt einen beachtlichen Teil des Bruttosozialprodukts bildete. 252 Co-Enzym Q10 Präparate konkurrierten auf dem Markt, die von über 80 Unternehmen vertrieben wurden. Dreimal täglich 10 Milligramm war die durchschnittliche Dosierung, am häufigsten gegeben bei einer leichten, noch nicht krankhaften Form der Herzmuskelschwäche.

Ein Überblick listete 22 Artikel aus Fachzeitschriften auf, die sich mit zwischen 1967 und 1976 durchgeführten Studien mit 572 Herzpatienten befaßten. Sie zeigten leichte bis dramatische Besserungen in bis zu 88 Prozent der Fälle.

Bei meinen Q10 Recherchen stieß ich in der wissenschaftlichen Literatur immer wieder auf einen Namen:

Dr. med. Emile Bliznakov, Arzt und Forscher am New England Institute in Ridgefield im US-Bundesstaat Connecticut. In wegbereitenden Studien hatte er herausgefunden, wie stark das Immunsystem und der Alterungsprozess von Q10 abhängen. Als ich mit Emile Bliznakov die Bedeutung des Q10 für die Gesundheit diskutierte, wurde mir klar: Bislang hatte ich vom Potential dieses Vitalstoffes nur einen Schimmer.

Mittlerweile türmt sich in medizinischen Bibliotheken ein Berg wissenschaftlicher Daten über Q10, da immer mehr Forscher das Wirkungsspektrum dieses Co-Enzyms erkennen, besonders im Hinblick auf Herz und Immunsystem. Kein Wunder also, daß Arbeiten über das Co-Enzym Q10 schon bei mindestens einer Nobelpreisverleihung eine Schlüsselrolle gespielt haben. Peter Mitchell erhielt 1978 die höchste Auszeichnung, die einem Wissenschaftler zuteil werden kann, für Erkenntnisse über die Rolle, die Q10 bei der Energieproduktion in den Kraftwerken der Zelle, den sogenannten Mitochondrien, spielt und für seine zukunftsweisenden Hypothesen.

Gleich anderen brillanten Entdeckungen, die zum Nobelpreis führten – die Entschlüsselung der DNA-Struktur als Doppelhelix ist ein Beispiel –, war auch Mitchells Eingebung ein Produkt des Zufalls. Er brachte seine Gedanken am 20. Mai 1975 um 3 Uhr morgens zu Papier, weil er an Schlaflosigkeit litt. Er änderte seine Vorstellungen über die chemischen Reaktionen von Q. Damit legte er den Grundstein zu einem Ideengebäude, das als „Q Zyklus" berühmt geworden ist – ein Durchbruch in der Erklärung der Co-Enzym Q Funktionen.

Mitchells Erhebung in den Adelsstand der Wissenschaft kam bedeutend früher als die Erkennung des Q10 als lebenswichtiger Stoff.

1981, auf dem Dritten Internationalen Symposium über das Q10 – es wurde in Austin, Texas, abgehalten –, rügte Dr. Folkers die mangelnde Aufgeschlossenheit konservativer Kollegen in der Welt der Wissenschaft. Er zeigte auf, daß Q10 in der Wissenschaft das Schicksal anderer, inzwischen längst allgemein akzeptierter Therapien teilte:

„Neue und revolutionäre Behandlungsformen – besonders auf Gebieten, wo es bis dahin keine Therapie von wirklicher biochemischer Bedeutung gegeben hatte – wurden immer schon nur von wenigen angenommen. Die Mehrheit fand sie unglaubhaft, ja sogar lächerlich.

Das erste Schwefel-Medikament zur Infektionsbekämpfung erschien unvorstellbar. Lungenentzündung mit einem chemischen Präparat zu kurieren galt als verrückt.

Ich war dabei, als Kortison erstmals zur Behandlung von Krankheiten vorgeschlagen wurde: Selbst für Mediziner schier unglaublich.

Im Widerstreit mit der herrschenden Meinung der Ärzte gelang es Chemikern schließlich doch, das Vitamin B12 als therapeutisch wirksam durchzusetzen.

Therapien, die in Neuland vordringen oder Lehrmeinungen umstürzen, sind immer von Skepsis und Zweifel begleitet worden. Vielleicht muß dies auch so sein - als Ausweis einer wahren Neuerung.

Wenn also die bioenergetischen Kräfte des Q10 nur zögernd anerkannt werden, ist das keine Besonderheit in der Geschichte anfangs umstrittener Fortschritte in der Medizin."

Bis heute haben sich viele große internationale wissenschaftliche Tagungen mit dem Co-Enzym Q10 beschäftigt. Der letzte Kongreß fand im Frühjahr 1990 in Rom statt.

Im November 1983 eröffnete der Nobelpreisträger, Professor für Chemie und Hormonforscher Dr. Adolf Butenandt das erste und bislang einzige in Deutschland durchgeführte und vom Max-Planck-Institut für Biochemie in Martinsried bei München organisierte 4. Co-Enzym Q10 Symposium mit den Worten:

„Ich hoffe, daß diese Tagung die deutschen Biochemiker und Ärzte ermutigt, mehr über die faszinierende Geschichte des Co-Enzyms Q10 zu lernen und an der Entwicklung auf diesem wichtigen Gebiet heute - wie auch in Zukunft - teilzunehmen und mitzuarbeiten."

Vorsitzender der dreitägigen Veranstaltung war Dr. Folkers. Seine Schlußfolgerung zur Wirkungsweise von Q10 bei vorgeschrittenen Herzkrankheiten:

- *„Wir haben gehört, daß Patienten, die nur noch ein paar Monate zu leben gehabt hätten, nach der Behandlung mit Q10 eine nahezu an ‚Wunder' grenzende Besserung erlebten. Das ist ein großer Schritt vorwärts in der Herzmedizin.*
- *Der Beweis für die herzmedizinische Wirksamkeit des Q10 ist jetzt der medizinischen Wissenschaft bekannt. Bewiesen ist auch seine Sicherheit. Wir haben hier mehr über Nebenwirkungen durch Placebos gehört als durch unkontrollierte Einnahme von Q10. Das sollte auch die Gesundheitsbehörden überzeugen."*

Bereits 1986 war Karl Folkers mit der Priestley Medaille ausgezeichnet worden, der höchsten Ehrung, die von der Amerikanischen Chemischen Gesellschaft für hervorragende Leistungen in Chemie und Medizin verliehen wird. Folkers erhielt die Auszeichnung in Anerkennung seiner Arbeiten über das Q10 sowie die Vitamine B6 und B12.

In der Danksagung auf dem Festakt umriß Dr. Folkers seine Arbeit mit Q10 und berichtete, daß annähernd 500 Langzeit-Herzpatienten erfolgreich mit täglichen Gaben von Q10 behandelt werden konnten. Er fügte hinzu, daß die „Q10 Langzeittherapie" einen „entscheidenden Fortschritt" in der Behandlung hartnäckiger Herzmuskeldefekte bedeute, die auf herkömmliche Therapien nicht ansprechen. Patienten, die neben konventioneller Behandlung Q10 bekamen, hatten nach 36 Monaten eine 75 prozentige Überlebensrate. Dagegen betrug die Überlebensrate lediglich 25 Prozent, wenn sich Herzkranke nur einer konventionellen Therapie einschließlich Digitalis (dem bekannten Herzmittel aus dem Fingerhutgewächs), der Harnausscheidung steigernden Diuretika oder gefäßerweiternder Vasodilatatoren unterzogen.

Schon früher, am 1. August 1985, hatte die renommierte amerikanische Zeitschrift für Herzwissenschaft (American Journal of Cardiology) eine vielbeachtete Studie veröffentlicht, bei der man den Mahlzeiten von an schmerzhafter Brustenge (Angina pectoris) Erkrankten Q10 hinzufügte. Der Nahrungszusatz steigerte nicht nur ihre Trainingsausdauer. Auch Häufigkeit und Schmerzintensität der Angina pectoris-Anfälle gingen deutlich zurück.

Fassen wir zusammen:

▸ **Wissenschaftler und Forscher sind mittlerweile überzeugt, daß Q10 vor vielen gesundheitsschädigenden Alterserscheinungen schützen kann, Bluthochdruck senkt und ein gesundes oder ein geschwächtes Herz stärkt.**

Gerald L. Hunt

Gerald L. Hunt hat kritisch recherchierenden Journalismus als Autor & Korrespondent internationaler Nachrichtenmagazine und renommierter Zeitungen wie „Daily Mail", „The Times", „Observer" und „Daily Telegraph" gelernt und praktiziert.

I

Co-Enzym Q10 Was ist das?

Q10 ist ein natürliches Vitamin. ▶ Es ist überall im Körper vorhanden. ▶ Q10 ist unerläßlich für eine gesunde Herzfunktion. ▶ Sorgt für 95% unserer gesamten Körperenergie. ▶ Bei 25% Q10 Defizit werden wir krank. ▶ Und ab 75% Q10 Defizit ist unser Leben in Gefahr. ▶ Schon heute wird Q10 von Millionen als Nahrungsergänzung verzehrt. ■

Gibt es das wirklich? Einen Nährstoff, der am Herz Wunder bewirkt?

Q10 kommt dieser Begriffsbestimmung wahrscheinlich näher als viele andere Vitalstoffe, die als Lebenselixier gelten.

Ohne Sauerstoff überlebt man nur wenige Minuten, ohne Wasser wenige Tage und ohne Nahrung wenige Wochen. Eine Tatsache ist auch, daß der Körper ohne Q10 nicht existieren kann. Mit sinkendem Q10 Spiegel verschlechtert sich die Gesundheit.

Wissenschaftler haben gründlich untersucht, welche Rolle Q10 in der Biochemie des menschlichen Körpers zukommt. Ihre abschließende Einschätzung: Sobald das Defizit an Q10 25 Prozent überschreitet, beginnt eine empfindliche Störung vieler Körperfunktionen. Die Folgen reichen von hohem Blutdruck bis zu Herzattacken. Fällt der Q10 Gehalt gar um mehr als 75 Prozent, sind wir nicht mehr lebensfähig.

Zündfunke unserer Energie

Hormonen und einigen Vitaminen ähnlich, ist Q_{10} ein lebenswichtiger Katalysator. Q_{10} ist eine Substanz, die eine biochemische Reaktion beschleunigt oder in eine bestimmte Richtung lenkt.

Ob Stoffaufnahme, Bewegung oder Vermehrung der lebenden Substanz, jede Arbeit der Zelle erfordert Energie. Ohne Q_{10} wird die Erzeugung von Energie unterbrochen. Schlagartig hören in der Zelle alle chemischen Reaktionen auf.

Mit anderen Worten: Ohne Q_{10} zerspringt die Transportkette der zellularen Energie, und ohne Energie endet das Leben.

Stellen Sie sich einfach die Zylinder im Motor Ihres Autos als Teil einer Zelle im menschlichen Körper vor. Tatsächlich ist jede Zelle nämlich ein Mikro-Motor. Er liefert uns Energie für alle biologische Funktionen – zum Tennis spielen, zur Lösung eines kniffligen Silbenrätsels oder um Ihr Herz schlagen zu lassen.

In jeder Zelle gibt es nun Untereinheiten, die Mitochondrien: unentbehrlich für den Stoffwechsel der Zelle. Als Energiezentralen der Zelle entsprechen sie den Zylindern eines Automotores, entzündet sich doch in diesen das Brennstoff-Luftgemisch. Die Explosion erzeugt die Energie, die die Kolben bewegt.

Zugegeben, der Vergleich vereinfacht sehr. Doch betrachtet man die Mitochondrien als Zylinder im winzigen Motor der menschlichen Zellen, bedarf es auch hier einer Art Zündung, um Energie zu schaffen.

In diesen Prozessen ist Q_{10} der Lebensfunke. Für den Naturwissenschaftler exakt das, was Michelangelo in seinem Fresco an der Decke der Sixtinischen Kapelle des Vatikans überspringen läßt. Und was nach biblischer Auffassung (1 Mose, 2,7) so geschah: „Da formte Gott, der Herr, den Menschen aus Erde, aus Ackererde, und hauchte ihm den Atem des Lebens ein. So ward der Mensch ein lebendiges Wesen."

Ohne Q10 gibt es keine Energie. Berauben Sie die Mitochondrien des Q10, ist die Zelle so potent wie ein Zylinder ohne Zündkerze. Die Maschine ist tot und springt nicht an.

Ein Mangel an Q10 ruft im zellularen Motor Fehlzündungen hervor. Und bei einer ernsthaften Unterversorgung mit Q10 könnte der Mitochondrien-Motor am Ende sogar, wie Autofahrer sagen, „den Geist aufgeben."

Allgegenwärtiges Vorkommen

Man schrieb das Jahr 1957, da entdeckte eine Forschergruppe um den amerikanischen Wissenschaftler F.L. Crane in Madison, Wisconsin (USA), in den Mitochondrien eines Rinderherzens das Q10.

Wie Crane herausfand, war die neue Verbindung zu vielfältigen Abbau- und Aufbauleistungen fähig. Anders gesagt, das Q10 vermag einem biologisch aktiven Molekül Sauerstoff zu entziehen oder aber zuzuführen. Eine Erkenntnis, die die Q10 Bedeutung deutlich macht: Denn zu wenig Sauerstoff kann die zellulare Energie zum Erlöschen bringen, ein Überschuß dagegen endet möglicherweise tödlich.

Der britische Forscher R.A. Morton taufte das Co-Enzym Q „Ubichinon“, da es in allen Lebensformen, so auch in unserem Körper, „überall vorkommt“ (ubiquitär).

Wie wir bereits wissen, ist Q10 ein Bestandteil der Mitochondrien. Und diese Untereinheiten des Zellkörpers sind für die Gewinnung von etwa 95 Prozent der zum Leben nötigen Energie verantwortlich: Die Mitochondrien sind mithin die Zentren der Energiegewinnung der Zelle. Aus den Membranen der Mitochondrien heraus nimmt Q10 seine wichtige Funktion wahr – die Bildung des Adenosintriphosphates (ATP), das als Lieferant chemischer Energie für energieverbrauchende Prozesse in der Zelle benötigt wird.

NATUR PUR

Was atmet, enthält das Co-Enzym Q

Alles, was jemals geatmet hat, muß Co-Enzym Q enthalten haben, denn Co-Enzym Q stellt die Energie zur Atmung bereit. Und wir Menschen erhalten Co-Enzym Q durch unsere Nahrung.

Pflanzen dagegen beziehen ihr Co-Enzym Q aus dem Boden, der reichsten chemischen Energiequelle auf Erden. Pflanzen setzen die verschiedenen chemischen Komponenten so zusammen, daß genau das benötigte Co-Enzym Q entsteht.

Mikroorganismen benötigen Co-Enzym Q zum Überleben. Sie holen es sich, je nach dem, wo sie sich ansiedeln, aus Boden, Pflanze oder anderen lebenden Substanzen.

Klettern wir jene biologische Kette hinauf, die man die Nahrungskette nennt, dann ist leicht zu erkennen, wie jeder Organismus, von den kleinsten Urtierchen bis zum größten Säugetier, sich sein Co-Enzym Q beschafft. Der Mensch, an der Spitze der Nahrungskette, ernährt sich von Pflanzen und Tieren, die ihr Co-Enzym Q bereits aus dem Futter weiter unten in der Kette gewonnen haben.

Nun kommt Q10 in den Zellen einiger Organe in viel höherer Konzentration vor als in anderen. Besonders stark konzentriert ist Q10 in den Organen, die den höchsten Bedarf an Energie haben, wie Herz und Leber. Da Q10 eine besonders vitale Rolle in der Energieproduktion spielt, sind hier große Mengen nötig: Im Herzen, weil es ohne Pause schlagen muß, und in der Leber, als der Zentrale menschlicher Biochemie.

Jedesmal, wenn wir ein Steak, ein Hühnerbein, eine Schale Getreideflocken oder grünen Pfeffer essen, helfen wir unserem Körper, seine Q10 Reserven aufzustokken. Jedoch enthalten nicht sämtliche Nahrungsquellen die gleiche Dosis Q10.

Die Co-Enzym Q Familie

Q10 „das Co-Enzym Q des Menschen“

Zehn verschiedene Co-Enzym Q's, Q1 – Q10, sind bisher bekannt. Q1 – Q10 sind in den Lebensformen

Pflanze, Tier und Mensch verbreitet. Das einzige für den Menschen bedeutsame Co-Enzym Q ist Q_{10}. Man nennt es auch das „höchstwertige" Co-Enzym Q.

Im menschlichen Zellgewebe wurde nur Q_{10} gefunden, in Hefebakterien entdeckte man Q_6 sowie Q_7 und in Bakterien wie Escherichia coli Q_8. Es scheint, als wenn in jedem höher entwickelten Organismus auf der Evolutionsskala auch das jeweils höherwertige Q zu finden ist. Dies muß aber nicht zwingend so sein. Mäuse beispielsweise haben nur Q_9, wohingegen bestimmte Pflanzen wie Tabak oder Bakterien wie Micrococcus glutamicus Q_{10} enthalten.

Alle Wirbeltiere benötigen Q_{10} – außer Ratten, Mäusen und einige Arten aus der Familie der Fische, für die Q_9 plus Q_{10} lebensnotwendig ist.

Ein biologisches Puzzle, das vielleicht eines Tages durch die forschende Wissenschaft vollends geklärt werden kann (siehe Tabelle).

In der Natur vorkommende Ubichinone (Q_1 – Q_{10}):

Spezies	Ubichinone
Mikroorganismen (einige)	Q-1 bis Q-6
Hefen	Q-6, Q-7
Bakterien	Q-8, Q-9, Q-10
Pflanzen	Q-9, Q-10
Pilze	Q-7, Q-8, Q-9, Q-10
Wirbellose	Q-9, Q-10
Menschen, Wirbeltiere (*)	Q-10

*) Außer Ratte, Maus und einer bestimmten Hechtart *Tab. 1*

In den frühen Tagen der Q_{10} Forschung hat Dr. Karl Folkers den Nährstoff aus menschlichen Herzen isoliert und war somit einer der ersten Forscher, der die Existenz des Q10 im Menschen nachwies. Folkers bekräftigt: „Seitdem man wußte, daß in bestimmten Lebewesen andere funktionelle Qs wie Q6, Q7, Q8 und Q9 auftreten, war es für die Medizin wichtig, welches Q im menschlichen Herzen vorkommt. Man hat herausgefunden, daß das Q10 das ‚menschliche Q' ist und daher auch bei klinischen Untersuchungen und bei Krankheiten als Behandlungsmittel eingesetzt werden sollte."

Was machen wir mit den niederwertigen Qs in unserer Nahrung?

Menschliches Zellgewebe enthält, wie wir wissen, ausschließlich Q10. Niedrigere Co-Enzyme Q sind einfach nicht imstande, für optimale Energie im bioenergetischen System des Menschen zu sorgen.

Doch unser Körper kann auch die niederwertigen Co-Enzym Qs dank einer chemischen Umwandlung in der Leber nutzen. Hier werden die Atome der Seitenketten vom Basismolekül des Co-Enzyms Q abgezweigt, neu vereinigt und zu Gruppen zusammengesetzt, die sich zu Q10 summieren. Sobald die körpereigene Chemie nicht mehr ordentlich arbeitet, leiden manche Menschen, insbesondere ältere, die nicht viel Fleisch essen, unter Co-Enzym Q10 Mangel.

Wie das Leberlabor diesen einzigartigen Umwandlungsprozeß schafft? Stellen wir Ihnen doch einmal eine Muschelmahlzeit mit Pilzen und Gemüse zusammen. Nehmen wir weiter an, Sie tränken nicht Tee oder Kaffee, die durchs Aufbrühen die biochemisch nutzbaren Co-Enzyme Q einbüßen, sondern ein Pils, denn die Fermentierung beim Bierbrauen liefert Hefe. Die Hefe im Bier stellt dann Ihrem Körper sechs Co-Enzyme Q_6 bereit, die Muscheln acht Co-Enzyme Q_9, das Gemüse zwölf Co-Enzyme Q_9 und das Steak neun Co-Enzyme Q_{10}.

Nach der Verdauung des Essens erreichen die verschiedenen Co-Enzym Qs die Leber. Sie werden zu 279 einzelnen Atomblöcken zerlegt und dann so zusammengefügt, daß sie nur Q_{10} ergeben. Ergebnis: 27 neue Q_{10} sind für die Bedürfnisse Ihres Körpers zusammengestellt worden.

Natürlich ist das eine grobe Vereinfachung, denn die verschiedenen Co-Enzym Qs müßten eigentlich nach ihrem Atom- und Molekulargewicht berechnet werden. Die Ziffern dienten uns also nur zur Veranschaulichung. Bislang hat noch kein Wissenschaftler die Zahl der Co-Enzym Q Atome und -Moleküle eines Essens exakt zu bestimmen vermocht. Diese Rechenart steckt noch in ihren Anfängen. Auf jeden Fall weiß man aber, daß jedes pflanzliche oder tierische Gewebe eine genau zu ermittelnde Menge spezifischer Co-Enzyme Q aufweist.

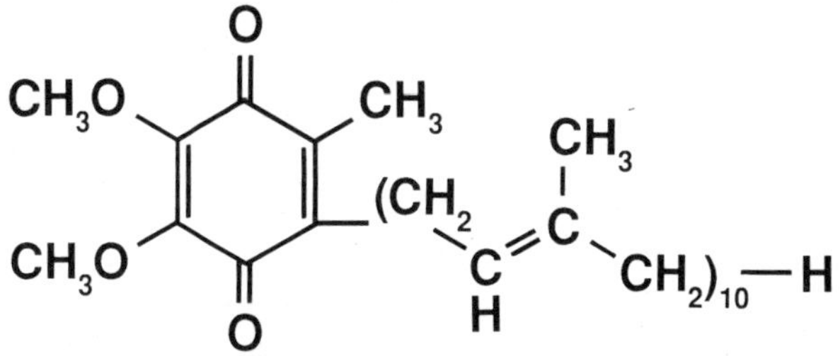

Dies ist die chemische Formel des Co-Enzyms Q_{10}: Die Anordnung von Sauerstoff-, Wasserstoff- und Kohlenstoffatomen zusammen mit dem ungewöhnlichen Seitenstrang der 50 Atome in zehn Fünfer-Gruppen unterscheidet es von den anderen Qs. Die Zahl 10 am Ende der Formel zeigt an, daß sich die Einheit in der Klammer 10 mal wiederholt.

Q10 ist ein Vitamin

Nach „klassischer“ Definition ist das Vitamin ein lebenswichtiger Wirkstoff, der über die Nahrung aufgenommen werden muß. Andererseits gilt eine Substanz dann nicht als Vitamin, wenn sie vom Körper selbst aus Bestandteilen der Lebensmittel gebildet werden kann.

Daher ist Q10 ein Zwitter: Denn Q10 wird aus den niederwertigen Qs, die wir mit unserer Nahrung aufgenommen haben, im Körper zusammengesetzt. So gesehen, muß es also nicht als echtes Vitamin bezeichnet werden.

Des Körpers Fähigkeit, sich mit Q10 zu versorgen, läßt im Alter nach. In diesem Fall kann zusätzliches Q10 durch den Verzehr von Lebensmitteln, die besonders viel Q10 enthalten, oder als Nahrungsergänzung dem Körper zugeführt werden. Insofern ist Q10 bei nachlassender Q10 Eigensynthese des Körpers ein echtes Vitamin.

Dr. Karl Folkers fordert zu Recht, daß die Voraussetzungen, die aus wissenschaftlicher Sicht ein Vitamin ausmachen, dringend überarbeitet werden sollten. Dem heutigen Forschungsstand entsprechend müßte Q10 zweifellos als Vitamin eingestuft werden.

„Q10 gehört in den Bereich der Ernährungswissenschaft und gleicht einem Vitamin“, erklärt denn auch Folkers. „Gelegentlich nennt man dieses Molekül Vitamin Q10. Doch damit frischt man nur die 70 Jahre alte

Vorstellung auf, ein Vitamin müsse aus der Nahrung stammen, könne aber nicht vom Körper selbst synthetisiert werden", fährt Dr. Folkers fort. Und: „Die überholte Definition dürfte ebenso wenig die schon lange als Vitamin bekannte Ascorbinsäure (Vitamin C) wie die Nikotinsäure umfassen. Alle Säugetiere sind nämlich in der Lage, Vitamin C und Nikotinsäure ebenso wie Q10 selbst herzustellen."

„Die Sprache der Experten ist willkürlich und hängt vom jeweiligen Stand der Wissenschaft ab. Wenn Vitamin C und Nikotinsäure als Vitamine bezeichnet werden dürfen, hat das Q10 das gleiche Recht", betont Folkers. In der Welt der Biochemie trifft der Begriff Co-Enzym Q10 eher den Kern als Vitamin Q10 – wirkt doch die Substanz tatsächlich als Helfershelfer eines Enzyms. Viele Vitamine hingegen müssen erst zu entsprechenden Co-Enzymen umgewandelt werden, ehe sie ihre Aufgabe erfüllen können.

Demnach wäre Q10 für die Ernährung des Menschen sogar als ein höherwertiges Vitamin zu bezeichnen.

Wie energiereich ist unsere Nahrung?

Wie Vitamine und Mineralien ist Co-Enzym Q10 von Natur aus in vielen Lebensmitteln enthalten. Doch zum Teil wird es „zerstört", bevor es auf den Teller kommt.

In der Industriegesellschaft des Überflusses ist nicht mehr die Quantität, sondern die Qualität der Kost das Problem.

Bis unsere Nahrungsmittel geerntet, verarbeitet, verpackt, versandt, ausgeliefert und angeboten werden, büßen selbst Produkte, die gesunde Ernährung zu verbürgen scheinen, das meiste ihrer Vitamine, Mineralien und Spurenelemente ein. Und dies gilt wohl auch für ihren Co-Enzym Q10 Gehalt.

Wichtige Nährstoffe fehlen vorrangig in Konserven, vorgefertigten und abgepackten Lebensmitteln in den Regalen der Supermärkte, besonders aber in haltbar gemachtem Fleisch, Obst und Gemüse.

Die gesunden Inhaltsstoffe der haltbar gemachten Nahrungsmittel wurden von den technologischen Wundern der Lebensmittelindustrie zum Teil zerstört:

- Künstliche Frühreifung mit Hilfe von Gas. Was wie eine ausgewachsene Frucht aussieht, ist unausgegoren und ohne den vollen Nährstoffgehalt.
- Lange Lagerung, die ebenfalls die Vitalstoffe mindert.
- Kochen, das besonders dem Gemüse viel vom Nährstoffgehalt nimmt.

Gewiß, von Frühstücksgetreideflocken bis zum Saft können heute Speise und Trank durch Vitamin-und Mineralzusätze angereichert werden. Das mag den Verlust an den Vitaminen A, C, E und D oder jenen des

B-Komplexes ausgleichen. Aber leider gleicht das in keiner Weise den reduzierten Q10 Gehalt aus.

Ein Hauptlieferant von Q10 ist das Rindfleisch. Der höchste Q10 Gehalt findet sich in Leber, Herz und Muskeln.

Auch Huhn, Schaf, Lamm und Fisch enthalten Q10 Eier sind damit besonders reich gesegnet. Da sie bei vielen Gerichten verwendet werden, gehören Eier zu den Q10 Hauptlieferanten.

Pflanzliche Kost und pflanzliches Öl liefern gleichfalls Q10. Als fester Bestandteil unserer täglichen Nahrung sind dieses wichtige Quellen des Vitalstoffes, obwohl der Co-Enzym Q Gehalt der einzelnen Pflanze eher gering sein mag.

Q10 und einige der niedrigeren Qs kommen auch in Pilzen vor.

Q10 Mangel muss ergänzt werden

Wie entsteht Q10 Mangel?

Der Körper ist zwar von Natur aus imstande, niederwertige Co-Enzym Qs in der Leber zu Q10 umzubauen. Doch was verursacht dann bei Kranken das gefährliche Q10 Defizit, unter dem vor allem ältere Menschen leiden? Die Antwort der Wissenschaft: Das System, mit dem die Leber Q10 spaltet, verliert im Alter an Funktionsfähigkeit. Wie und warum, das ist freilich bis heute unbekannt.

Wenn wir älter werden, nutzen wir zwar noch immer den Q10 Gehalt unserer Nahrung, minderwertige Q Verbindungen können aber nicht mehr ausreichend zu Q10 zusammengebaut werden. Die Zellen des alternden Organismus brauchen also mehr Q10, als wir zu produzieren vermögen.

1989 legte eine Forschungsgruppe unter Leitung von Dr. A. Kalén Beweise vor, daß Änderungen des Q10 Spiegels vom Alter abhängen. Sie ermittelten den Q10 Gehalt der Organe von Menschen der Altersgruppen 39-43 sowie 77-81 Jahre und verglichen sie mit den Werten 19-21 jähriger. Die Ergebnisse belegen den altersbedingten Q10 Rückgang.

Veränderungen der Q10 Werte bei Älteren im Vergleich zu den Werten 19–21 jähriger:

Organ	Abnahme in % Bei 39–43 jährigen	Abnahme in % Bei 77–81 jährigen
Lunge	± 0	- 48,3
Herz	- 31,8	- 57,1
Milz	- 12,8	- 60,1
Leber	- 4,7	- 17,0
Niere	- 27,4	- 34,7
Bauchspeicheldrüse	- 8,1	- 69,0
Nebennieren	- 24,2	- 47,2

Tab. 2

Andererseits wissen wir jedoch, daß manche Leute langsamer altern als andere.

Warum übersteht der eine die Prüfungen des Lebens besser als der andere? Vielleicht spitzt sich die Antwort auf jenen Zeitpunkt unserer Lebensuhr zu, da der Körper nicht länger in der Lage ist, seine Energiereserven mit Q10 ausreichend aufzufüllen. Beide, Immunsystem und Herz, hängen von ihren Q10 Vorräten ab – und diese beiden sind gewöhnlich die ersten, die unter altersbedingten Betriebsstörungen leiden. Der Achtzigjährige, der nie schlimmere Krankheiten erlebt hat als bisweilen eine Erkältung oder grippalen Infekt, dessen Körper wird mit großer Wahrscheinlichkeit noch immer den optimalen Q10 Spiegel aufrechterhalten. Der Vierzigjährige mit Bluthochdruck und ersten Beschwerden der Herzkranzgefäße wird mit großer Wahrscheinlichkeit eine Q10 Unterversorgung aufweisen.

Wir wissen nicht, wann sich der autonom arbeitende Mechanismus selbst ausschaltet, der die Umwandlung der niederen Qs in Q10 vornimmt. Wir vermuten, daß dies in Krisenzeiten passiert – das Q10 Defizit in alternden und erkrankten Körpersystemen verrät es. Es mögen noch viele Jahre weiterer Forschungsarbeit nötig sein, ehe wir die Ursache auszumachen imstande sind.

Damit wird klar: Wenn der Mensch auf das „Herzwunder" Q10 am stärksten angewiesen ist – etwa um Herzkrankheiten vorzubeugen oder den Alterungsprozeß selbst zu bekämpfen –, schwindet mit den Jahren offenbar seine Fähigkeit, genügend Q10 bereitzustellen. Q10 sollte deshalb zur Vorbeugung auf Dauer als Nahrungsergänzung genommen werden.

Jeden Tag Q10 als Nahrungsergänzung

Alle Mitbürger, die es am Herzen haben, werden sich jetzt zu Recht fragen: Wieso ist ein Nährstoff, der Kräftigung, Vorbeugung und Heilung verspricht, hierzulande völlig unbekannt? Obwohl zum Beispiel Mil-

lionen Japaner jeden Tag danach greifen, überzeugt, daß dieser Vitalstoff bei Herzproblemen vorsorgen und das Leben retten kann?

▸ *Klinische Untersuchungen an Abertausenden von Herzkranken haben bestätigt: Durch zusätzliche Gabe dieses Vitalstoffes steigt der Q10 Gehalt, der Körper erneuert seine Energiereserven und wird mit Krankheiten besser fertig.*

Sich neben der Nahrung ausreichend mit Q10 zu versorgen, ist in den Ländern leicht, in denen es Q10 als Nahrungsergänzung gibt. Jeder Einzelne hat es in der Hand, welchen Gesundheits-„Bonus“ er seinen Mahlzeiten hinzufügen möchte.

In einer Vielzahl von Ländern werden seit Jahren freiverkäufliche Q10 Nahrungsergänzungen angeboten. So u.a. in den USA, Niederlanden, Schweden, Dänemark und Großbritannien.

Bedingt durch den großen Q10 Absatzerfolg konkurrieren in diesen Ländern bereits eine hohe Zahl von Q10 Anbietern. So sind in den USA etwa 10 und in den Niederlanden 5 Q10 Lieferanten auf dem Markt.

In Deutschland ist das Q10 Angebot begrenzt. Ihr Apotheker kann Sie beraten.

Q10 wird auch in Kombination mit anderen Vitaminen und Nährstoffen angeboten. Vorteilhaft ist die Verbindung von Q10 mit Vitamin E, da Vit. E das Q10 vor Oxydation schützt und die Entwicklung von körpereigenem Q10 fördert (siehe Kapitel „Q10 wirksamer durch Vit. E“, Seite 122).

Die üblichen Packungen enthalten dreißig bis sechzig Q10 Kapseln zu je 10 Milligramm und reichen bei täglicher Einnahme von 10 mg für ein bis zwei Monate. Eine 60er Packung kostet durchschnittlich 30 - 50 Mark.

Kapsel oder Tablette?

Schon in ihren ersten Untersuchungen fanden Biochemiker heraus:

- Gelatinekapseln stellen die optimale Form einer Q10 Gabe dar.
- Tabletten dagegen lösen sich schlechter auf, erfordern sie doch Bindemittel, die eine Resorption in manchen Fällen sogar gänzlich hemmen. Dann passiert das gebundene Q10 den Magen-Darm-Kanal, ohne vom Körper aufgenommen zu werden.

Käufer, aufgepaßt!

Da die Nachfrage nach Q10 steigt, wird in der nächsten Zeit ein regelrechter Boom von Q10 Produkten erwartet. Aber nicht alle diese Produkte werden wahrscheinlich den hohen Qualitätsanforderungen, die an ein wirksames Q10 gestellt werden müssen, entsprechen.

Das aus Japan bezogene Q10 unterliegt jedoch den dort sehr strengen Reinheits-und Qualitätskontrollen.

Viele Produkte werden sich als Q10 bezeichnen, doch einige enthalten möglicherweise nur sehr geringe Mengen des Nährstoffes. Ihr tatsächlicher Q10 Gehalt kann so gering sein, daß sie nahezu wirkungslos sind. Nehmen Sie sich in acht bei Produkten, die sich mit ähnlich klingenden Namen anpreisen.

Deshalb achten Sie auf die richtige Produktbezeichnung wie: Coenzym Q10, Co-Enzym Q10, CoQ10 und die Angabe der Inhaltsmenge, die meist 10 Milligramm (10 mg) beträgt.

In allen Untersuchungen, die dieses Buch aufführt, wurden Q10 Supplemente verabreicht, um eine Unterversorgung auszugleichen.

Eine Nahrungsergänzung mit Q10 hat den Vorteil, daß man kleine Mengen mit dem Essen zusätzlich zuführt. Q10 wird mit den Speisen auf natürlichem Wege verdaut und so vom Körper aufgenommen.

Merke:
Als Nahrungsergänzung, um einen Q10 Mangel zu beheben und so z. B. Herzfunktionsstörungen vorzubeugen, empfehlen Fachleute 10 bis 30 Milligramm Q10 täglich.

Schwerwiegende Unterversorgungen sprechen dagegen gut auf eine tägliche Dosierung, die bis zu 100 Milligramm und mehr beträgt, an.

Keinesfalls sollten bei Verzehr von Co-Enzym Q10 Nahrungsergänzungen bereits verschriebene Medikamente und Dosierungen ohne Konsultation eines Arztes verändert werden (siehe „Wichtiger Hinweis").

Wie schnell wirkt Q10?

Das ist nicht anders als bei jedem anderen Vitamin. Bei Menschen mit geringem bis mittlerem Q10 Mangel steigt der Q10 Spiegel langsam und schrittweise an, bis er normalisiert ist. Q10 kann so 3 Monate oder noch länger benötigen, um seine Wirksamkeit spürbar zu entfalten. Bei besonders hohem Q10 Defizit kann aber schon nach mehreren Tagen mit einer Besserung gerechnet werden, wenn zusätzlich Q10

zugeführt wird. Was dabei im Körper biochemisch vorgeht, gleicht einem Schwamm, der Wasser aufsaugt – je trockener der Schwamm, desto mehr Feuchtigkeit nimmt er sofort auf.

Dr. Karl Folkers faßt zusammen:

„Weil Q10 einem Vitamin gleicht, folgern wir: Ein Mensch spricht auf die Behandlung mit Q10 nur an, wenn seine Krankheit mit einem Q10 Mangel zusammenhängt. Q10 ist kein Medikament, keine klassische Medizin, obwohl es wie ein Arzneimittel eingesetzt werden kann. Deswegen wirkt Q10 nicht schon nach wenigen Minuten oder Stunden, ja nicht einmal binnen ein bis zwei Tagen. Auch weitere Gaben aktivieren den Gesundheitseffekt nicht sofort.

Die Erklärung der Wirkung von Q10, welches im weitesten Sinne zu den Enzymen zu zählen ist, basiert auf den Erkenntnissen der Molekularbiologie. In einem Beobachtungszeitraum von ein bis drei Monaten erfolgt eine stetige, aber zeitaufwendige Steigerung des Q10 Spiegels im menschlichen Gewebe, da zunächst der Q10 Mangel ausgeglichen werden muß."

Natürlich gibt es auch Fälle, in denen die Gesundung durch Q10 schnell eintritt. Dies kann u. a. geschehen, wenn man Q10 zusammen mit anderen Medikamenten einnimmt:

- Einmal zur Reduzierung der Nebenwirkungen von Herzmedikamenten
- oder als „Verstärker", damit ein Medikament genau dort arbeitet, wo es der Körper braucht, zum Beispiel im Immunsystem.

Trotz verschiedener Untersuchungen ist freilich die

Frage noch nicht ganz geklärt, wie Q10 Gaben vom menschlichen Körper aufgenommen werden, wie also das Herzvitamin aufgesaugt, umgewandelt und ausgeschieden wird. Da Q10 ja schon von Natur aus im gesunden Blut vorkommt, muß dabei der körpereigene Wirkstoff gegenüber dem von außen als Nahrungsergänzung zugeführten unterschieden werden. Diese Differenzierung gelang der Forschungsabteilung der Tokioter Eisai AG unter Leitung von Y. Tomono. Sie bestimmte den Blutspiegel von 16 gesunden und freiwilligen Versuchspersonen, nachdem man ihnen 100 mg Q10 verabreicht hatte.

Jeder Proband zeigte 5-10 Stunden nach Einnahme einen steilen Anstieg des Q10 Blutspiegels, gefolgt von einer leichten Abnahme nach einem Tag. Die Q10 Konzentration im Blut erreicht einen gleichbleibend hohen Stand binnen 4 Tagen nach Beginn der Verabreichung. Dieser ist etwa vier bis sieben mal höher als das durch den Körper selbst gebildete Q10.

Eine andere wichtige Beobachtung: Die Q10 Nahrungsergänzung beeinflußt den Blutspiegel des körpereigenen Q10 nicht. Der durch die Nahrungsergänzung erhöhte Q10 Blutspiegel schaltet also nicht die körpereigene Q10 Synthese aus, sondern ergänzt diese.

Diese Studie belegt, daß der Körper zusätzlich gegebenes Q10 aufnimmt, ohne die körpereigene Q10 Synthese zu reduzieren.

Wie sicher ist Q10?

Q10 ist ein natürlicher Nahrungsbestandteil und wird bereits seit vielen Jahren von Millionen Menschen verzehrt. Bei Untersuchungen an vielen tausend Personen sind keine Nebenwirkungen, wie sie nach Medikamenteneinnahme auftreten können – ganz gleich, wie hoch die Gaben an Q10 waren –, beobachtet worden. Und dieses schließt Langzeitstudien über viele Jahre ein.

Um den strengen Auflagen der „Food and Drug Administration" (FDA), der obersten US Ernährungs- und Arzneimittel-Behörde, gerecht zu werden, wurden zunächst ausgedehnte toxikologische Tests an unterschiedlichen Tierarten vorgenommen – an Mäusen, Ratten, Kaninchen, Hunden und Affen. Erst danach durfte die Substanz Menschen gegeben werden. Diesem Experimentierabschnitt folgte der nächste Schritt, die Phase I klinischer Versuche, die hauptsächlich Krebspatienten einbezieht. Erst als die FDA zu der Überzeugung gekommen war, daß keine wesentlichen toxischen Nebenwirkungen auftraten, erst dann bekamen die Kliniker grünes Licht, zur Phase II, den klinischen Tests, überzugehen. Die heilende Kraft des neuen Stoffes wurde untersucht.

In den Zulassungsunterlagen, die Forscher wie Dr. Bliznakov dem Washingtoner FDA einreichten, fanden sich keinerlei Hinweise auf Nebenwirkungen, die eine Anwendung des Q10 beim Menschen verbieten würden.

Die gesetzlichen Anforderungen, die Q10 überall erfüllen muß, sind in Japan und den USA gleichermaßen wie in Deutschland höchsten Kontrollkriterien ausgesetzt.

II

Q10 und die Herzfunktionen

Anerkannte, weltweite Q10 Forschung seit über 30 Jahren. ▶ Die Q10 Wirksamkeit ist in tausenden von wissenschaftlichen Tests gesichert. ▶ Gesunde Herzen verfügen über ausreichend Q10. ▶ Ältere Menschen leiden meistens unter Q10 Mangel. ▶ Bei 75% aller kranken Herzen fehlt Q10. ▶ Durch Q10 werden 70% aller Herzerkrankungen deutlich gebessert. ■

Todesursache Herzerkrankungen

Von 697.730 Sterbefällen in Westdeutschland im Jahr 1989 hatten 342.816, das sind rund 50%, ihre Ursache in Erkrankungen des Herz-Kreislauf-Systems.

Todesursachen dabei waren (alle Herz-Kreislauferkrankungen = 100%):

- 2,5 % Bluthochdruck
- 3,7 % Herzrhythmusstörungen
- 15,6 % Herzinsuffizienz
- 39,2 % Ischämische Herzerkrankungen, z.B. Herzinfarkt, Angina pectoris (Quelle: Statistisches Bundesamt)

Die gesellschaftliche Dimension des Kampfes gegen die

Herz-Kreislauferkrankungen zeigt sich bei der Auswertung einer Arbeitsunfähigkeits- und Krankenhausbehandlungsstatistik des Bundesministeriums für Arbeit und Sozialordnung, bezogen auf alle Pflichtversicherten von Krankenkassen. Danach fielen über 30 Millionen Arbeitstage aus und 26,5 Mill. Krankenhaustage durch Erkrankungen des Herz-Kreislaufsystems an.

Der Kampf gegen die Herzgefäßerkrankungen ist noch lange nicht gewonnen, doch nun haben wir einen mächtigen neuen Verbündeten – das Q10. Ein Nahrungsergänzungsmittel, das, vorbeugend verzehrt, helfen kann, solche Krankheitsbilder nicht entstehen zu lassen.

Das Organ Herz

Das Herz ist Zentrum und Motor des Blutkreislaufs. Es treibt das Blut durch die vielen Kilometer miteinander verbundener Arterien, Venen und kleinerer Gefäße, die in jeden Teil des Körpers führen. Das Blut wiederum transportiert Sauerstoff und Nährstoffe zu den Körpergeweben und entfernt aus ihnen Abfallprodukte.

Obwohl von allen Organen das Wichtigste, ist das Herz, so paradox das klingt, zugleich das simpelste: von der Mechanik her betrachtet eine ganz gewöhnliche Pumpe. Ein im Vergleich zu anderen Organen einfach angelegter Mechanismus:

- Das Gehirn braucht für seine „Geistesblitze“ chemische Botenstoffe, die durch Myriaden von Nervenzellen und deren feinverzweigte Fortsätze zu den Kontaktstellen, den Synapsen, flitzen, wo die Erregungssignale übertragen werden. Das Herz dagegen schlägt einfach und effizient.

▶ Während das Labor der Leber nobelpreiswürdige Bio-Alchimie betreibt und die Nieren raffiniert reinigen und feinstfiltern, pumpt und pumpt und pumpt das Herz zuverlässig vor sich hin.

Ohne dieses Herz würden die anderen komplexeren Organe schlicht verhungern.

Aus biomechanischer Sicht ist das muskulöse Herz ein raffiniertes Zusammenspiel von Muskeln, die sich in der Minute 70 bis 80 mal rhythmisch zusammenziehen und erweitern.

Ohne Pause nimmt das Herz zurückkehrendes, verbrauchtes Blut an, das nun sauerstoffarm, aber voller Kohlendioxyd ist, und leitet es in die Lungen, wo es Sauerstoff tankt und CO_2 abgibt. Den aufgefrischten Lebenssaft holt es dann zurück und zwingt ihn wieder in den Blutkreislauf hinaus.

Bei einem Erwachsenen in Ruhestellung pumpt es pro Minute 4,5 bis 5 Liter Blut durch das Kreislaufsystem. Das sind pro Tag etwa 7.000 Liter Blut und im Laufe eines durchschnittlichen Lebens mehr als 180 Millionen Liter.

Und doch ist das Organ des Lebens nur eine 300 Gramm schwere, faustgroße Masse Muskelfasern. Halten wir einmal andere Muskelfunktionen dagegen, etwa jene, die den Unterarm beugen und strecken. Haben Sie versucht, dies über einen auch nur begrenzten Zeitraum ständig zu machen? Sie werden sehen, wie schnell die Muskeln rebellieren und sich mit Schmerzen wehren.

Das Herz hingegen zeigt normalerweise nicht die geringsten Beschwerden während seiner lebenslangen Sisyphusarbeit des Pumpens.

Wenn Q10 fehlt

Klinisch gesehen gibt es drei Gruppen von Herzerkrankungen, bei denen Q10 sehr wichtig ist:

1. Herzinsuffizienz: Das Herz ist nicht mehr in der Lage, ausreichend Blut zu pumpen. Das führt zu beeinträchtigtem Blutfluß durch den Körper und zu Stauungen in der Lunge oder im Blutkreislauf.

2. Ischämische Herzkrankheit: Die Blutversorgung des Herzmuskels ist unzureichend, weil Ablagerungen die Herzkranzgefäße verengen (Arterienverkalkung) oder wegen eines Infarkts, der den koronaren Blutzufluß abrupt reduziert.

3. Angina pectoris: Es handelt sich um eine spezielle Art der ischämischen Herzkrankheit, gewöhnlich durch körperliche Überanstrengung oder starken Streß ausgelöst.

Zur Linderung dieser Herzkrankheiten werden viele Medikamente eingesetzt, doch können sie die Ursache der Krankheit nicht beseitigen.

Wie jeder andere Muskel im Körper braucht auch das Herz Q10, um seinen Energiebedarf für die einzigartige Leistungsfähigkeit zu sichern. Deshalb enthalten die Herzmuskeln auch den höchsten Gehalt des Co-Enzyms Q10 im ganzen Körper.

Herzkrankheiten durch Mangel an Co-Enzym Q10

Im Jahre 1957 – man hatte kurz zuvor erkannt, daß die Funktion der Zellen von Q10 abhängt – kam dem biomedizinischen Wissenschaftler Dr. Karl Folkers eine Eingebung: Konnte Q10 nicht wichtig für die Herzfunktionen sein? Dr. Folkers hatte bereits die Bedeutung von Vitamin B6 entdeckt. Er war der erste gewesen, der diesen essentiellen Nährstoff synthetisierte – viele Jahre, bevor die anderen Fachleute die Bedeutung für die menschliche Ernährung vollständig begriffen hatten.

Der Wissenschaftler stellte die Hypothese auf, daß Q10 von Natur aus im menschlichen Herzen vorkomme und ein einzigartiger, wertvoller Kraftstoff für die Energieresourcen des Herzens sei. Folkers war von der Unentbehrlichkeit des Q10 für den bioenergetischen Prozess überzeugt.

Es dauerte länger als ein Vierteljahrhundert, ehe die Theorien über Q10 und seine Notwendigkeit für das Herz wissenschaftlich zweifelsfrei bewiesen werden konnten. Und heute ist Dr. Folkers zu einer weiteren dramatischen Schlußfolgerung gelangt:

Herzkrankheiten werden wahrscheinlich durch einen Mangel an lebenswichtigem Q10 mitverursacht. Der Mann, der als Begründer der Q10 Forschung weltweit anerkannt ist, erklärt denn auch kategorisch:

▸ *„Heute bin ich voll und ganz davon überzeugt, daß Q10 tatsächlich in den Bioenergien der Mitochondrien vorhanden ist.*
Ich halte es für sehr wahrscheinlich, daß Herzgefäßerkrankungen signifikant durch eine Unterversorgung mit Q10 verursacht werden.
▸ *Für mich besteht kein Zweifel mehr, daß ein Mangel an Q10 eine Krankheit darstellen kann, die sich durch orale Verabreichung behandeln läßt."*

Wahrhaft dramatische Worte! Bedenken Sie doch, daß Herzerkrankungen zur häufigsten Todesursache in der westlichen Welt geworden sind, wobei unter den schädlichen Einflüssen falsche Ernährung besonders ins Gewicht fällt. Und hier behauptet einer der namhaftesten Biomediziner, wir könnten der nationalen Todesursache Nummer eins vorbeugen, indem wir einfach unsere Ernährung ergänzen und einen Wirkstoff aus der Natur zu uns nehmen.

Mehr noch: Derselbe Nährstoff könnte außerdem Herzkranken helfen, indem er die bioenergetischen Prozesse des Herzens unterstützt und Lebenserwartung sowie Lebensqualität erhöht.

Welche Forschungsergebnisse sichern diese Aussagen?

In den frühen Tagen der Q10 Herz-Forschung erhielten Dr. Folkers und seine Mitarbeiter sieben menschliche Herzen zur Untersuchung. Nach sorgfältiger Sezierung entnahm man diesen Organen Proben für weitere Laboruntersuchungen. Sie wurden unter Anwendung neuartiger biochemischer Methoden analysiert, und mit Hilfe von Extraktionstechniken isolierten die Wissenschaftler chemisch reines kristallines Q10 aus den Geweben. Ein einfacher erster Schritt, doch er sollte weitreichende Konsequenzen für die gesamte künftige Q10 Forschung mit sich bringen.

Dr. Folkers Werte erbrachten den Beweis für das natürliche Vorkommen von Q10 im menschlichen Herzen. Welche Funktionen der Vitalstoff genau zu erfüllen hatte, war zu der Zeit noch unbekannt. Aber Dr. Folkers folgte wieder seiner Eingebung, daß Q10 das entscheidende Ingredienz für die bioenergetischen Vorgänge im Herzen darstellt. Um diesem Puzzle ein weiteres Steinchen hinzuzufügen, suchten die Forscher nach einem Zusammenhang zwischen dem Q10 Spiegel im kranken und im gesunden Herzen. Sie sollten nicht enttäuscht werden.

Das Kreislaufsystem versorgt den gesamten Körper mit allen wichtigen Nährstoffen, die wir aus Lebensmitteln gewinnen. Die Analyse von Blutproben ist eine den Patienten schonende Methode, um zu bestimmen, was in den inneren Organen und Systemen vor sich geht.

Mit seinem japanischen Kollegen Dr. Tatsuo Watanabe trug Dr. Folkers Blutproben von insgesamt einhundert Patienten zusammen, die alle an Herzkrankheiten unterschiedlicher Schwere litten, und verglich sie mit Blutproben einer Kontrollgruppe Gesunder aus allen Teilen der Bevölkerung.

Was die beiden Wissenschaftler entdeckten? Die Herzkranken wiesen mit 3,06 einen niedrigeren durchschnittlichen Q10 Gehalt im Blut auf. Die Bluttests der gesunden Kontrollgruppe erreichten 4,20. Vereinfacht dargestellt: Der Q10 Blutspiegel der Herzkranken lag um

25 Prozent unter dem der Gesunden, war also, wissenschaftlich ausgedrückt, „signifikant geringer".

Wenn die Blutwerte gesunder und kranker Menschen unterschiedlich viel Q10 enthielten, was bedeutete das für das einzelne Herz? Dr. Folkers Team ließ sich weitere Gewebeproben kommen, die Herzspezialist Dr. Denton Cooley bei seinen Operationen entnommen hatte. Und wieder führte die Suche nach Q10 zu dramatischen Resultaten. Es handelte sich um insgesamt 132 Biopsien, die ein breites Spektrum dreizehn verschiedener Kategorien von Herzkrankheiten aufwiesen. Laboranalysen zeigten einen unverkennbaren Zusammenhang mit dem Q10 Gehalt. 75 Prozent der Kranken wiesen unterschiedliche, aber bedeutende Q10 Defizite im Herzgewebe auf. Dieser Prozentsatz von 75 wird – wie wir noch sehen werden – große Bedeutung haben.

In Japan schritten unterdessen klinische Studien über die Wirkung von Q10 bei Herzkranken im Eiltempo voran. Das riesige Interesse hatte einen wichtigen kommerziellen Hintergrund: das Gesetz von Angebot und Nachfrage. Hatte doch Japans Industrie das Verfahren zur Massenproduktion von Q10 entdeckt.

Im Verlauf seiner Forschungen überprüfte Dr. Folkers in Japan durchgeführte Studien – nicht weniger als 25 wissenschaftliche Dokumentationen. Sie enthielten klinische Berichte von 110 Ärzten aus 41 japanischen Krankenhäusern, die bis 1976 über einen Zeitraum von 9 Jahren erstellt wurden. Alle Untersuchungen an tausenden von Kranken hatten nur ein Thema: die gesundheitsfördernden Auswirkungen von Co-Enzym Q10, das man Menschen mit Herzmuskelschwäche verabreichte.

Aus diesen außerordentlich gründlichen klinischen Prüfungen, die auch zwei großangelegte Doppelblind-Versuche einschlossen, konnte Dr. Folkers eine wichtige Schlußfolgerung ziehen:

▶ *Q10 zeigte bei wenigstens 70 Prozent der Herzkranken günstige therapeutische Auswirkungen!*

Die Übereinstimmung mit Dr. Folkers früheren Befunden aus der Biopsie von erkranktem Herzgewebe war unverkennbar. Auch seine Experimente hatten bei drei Viertel der Herzkranken einen Mangel an Q10 aufgedeckt.

Wie ein Spiegel, der sein Bild über den Erdball schickt, dokumentierten auch die japanischen Forscherteams dramatische Besserungen durch die zusätzliche Gabe von Q10.

Jeder verfügbare Herzfunktionstest zeigte bedeutende Verbesserungen der Herzleistung, und – für die Wissenschaft von größter Wichtigkeit – diese Ergebnisse waren keinesfalls subjektiv, sondern in hohem Maße „signifikant" und klinisch wiederholbar. Q10 hörte auf, ein Rätsel zu sein. Dr. Folkers berichtete über seine Befunde: „Solche klinischen Verbesserungen aufgrund der Behandlung mit Q10 scheinen aus der Behebung des Q10 Mangels und der verbesserten Energieversorgung zu resultieren."

Gesünder durch Q10 Ergänzungen

Seit Jahren wußte man bereits, daß die Mitochondrien aller Zellen auf Q10 angewiesen sind wie die Fische auf Wasser. Und dies trifft insbesondere für das Herz zu.

Tatsache eins: Das Herz ist einer der stärksten und fleißigsten Muskeln des menschlichen Körpers. Wegen seiner Dauerleistung innerhalb des Muskelsystems braucht es offensichtlich besonders viel Energie.

Tatsache zwei: Im Herzgewebe steckt mehr Q10 als in jedem anderen Muskel.

Tatsache drei: Läßt unsere natürliche Fähigkeit, Q10 ausreichend im Körper zu speichern, nach, so kann der Q10 Spiegel im Herzen und schließlich die gesamte Herzleistung in Mitleidenschaft gezogen werden.

Eine Beobachtung war von entscheidender Bedeutung, der meßbare Rückgang von Q10 im kranken Körper:

Gesunde, gut arbeitende Herzen zeigen normalerweise bei allen Untersuchungen ausreichende Mengen Q10 im Gewebe. Was diesen Befund jedoch so sensationell machte, war eine andere Beobachtung: Führte man dem erkrankten Herzen zusätzliches Q10 zu, dann begann die Lebenskraft sich zu erneuern.

Zwingende Schlußfolgerung: Q10 war nicht nur für die normale Funktion des Herzens unerläßlich, sondern das Herz erkrankte, sobald der Q10 Spiegel sank.

Sobald man aber Q10 verabreichte und dessen Pegel wieder auf Normalstand anhob, fing ein sehr wichtiger Prozeß an: Gewebe, das bereits angegriffen war – möglicherweise durch Energiemangel und fehlende Abwehrkräfte –, nahm eine gesündere Farbe an, schien durch einen Energiestoß erneut zum Leben auferweckt und bekämpfte aggressiv die Krankheit.

III

Q10 gibt dem Herz Schutz und Energie

Je mehr Q10, je größer die Herzleistung. ▶ Selbst kranke und Altersherzen werden normalisiert. ▶ Q10 steigert die Leistungskraft des Herzens ohne Körpertraining. ▶ Größere Fitness erhöht Q10 Konzentration im Herzen. ▶ Die natürliche Herzbioenergie ist bei Q10 Mangel gestört. ▶ Q10 sollte kontinuierlich verzehrt werden, da sonst durch Q10 Mangel die Herzleistung sofort wieder eingeschränkt wird. ▶ Q10 beugt einer Arterienverkalkung vor. ▶ Q10 senkt Bluthochdruck ohne Nebenwirkungen. ■

Kräftigung ohne Sport

Es gibt nur einen Weg, um das Herz auf diesem Wege wirklich zu kräftigen – Ausdauerübungen. Sie erhöhen das sogenannte Schlagvolumen – das pro Herzschlag in den Körper gepumpte Blutvolumen – und entlasten dadurch die Arbeit des Herzens. Es erhöhen sich also

- die Leistung der Blutpumpe,
- die Sauerstoff-Zirkulation und
- die Stärke des Herzmuskels selbst.

Mit anderen Worten: Während der Untrainierte beim Treppensteigen einen Puls von 120 erreicht, schlägt das Sportlerherz nur 80 mal in der Minute.

Vor allem zu Beginn eines Fitnesstrainings ist nichts schädlicher, als zu schnell zu viel des Guten zu wollen. Das gilt für Joggen, Langstreckenlauf oder Wandern ebenso wie für die Teilnahme an einem Aerobic-Kurs.

Während viele Menschen gern Sport treiben, sind andere lieber Zuschauer und fordern ihr Herz nicht freiwillig. Nun gibt es einige interessante Studien, wonach sich Leistungsfähigkeit und Kraft des Herzens ohne Gesundheitsrisiko und ohne körperliche Anstrengung verbessern lassen.

Je mehr Q10, desto größer ist offensichtlich die bioenergetische Leistungsfähigkeit des Herzens. Wäre es da nicht möglich, Q10 Nahrungsergänzungen einzunehmen und so das Leistungsvermögen des Herzens anzuheben? Also ohne die anstrengende sportliche Übungen Herzleistung und -funktion zu verbessern? Die folgenden Forschungsergebnisse weisen darauf hin, daß dies möglich ist.

Einem Team von Wissenschaftlern der Freien Universität Brüssel fiel 1981 auf, daß Q10 zwar Herzkranken enorme Heilungschancen eröffnet. Doch es waren erst wenige Experimente unternommen worden, um herauszufinden, wie sich Q10 auf die Leistung der Herz-und sonstigen Muskulatur junger, gesunder Menschen auswirkt.

Teamleiter Dr. J.H.P. Vanfraechem brachte sechs gesunde junge Männer zusammen, typische Vertreter unserer hauptsächlich sitzenden Lebensweise ohne Fitnessehrgeiz. Sie hatten keinerlei Herzfehler, ihr Blutdruck war normal. Sie wogen im Schnitt 159 Pfund, waren 22 Jahre jung und 1,79 Meter groß. Vor Beginn der Q10 Therapie wurden in einem Belastungs-EKG Herzminuten- und Herzschlagvolumen bis zur Erschöpfung gemessen. Danach hatten sie die nächsten 4 bis 8 Wochen täglich 60 Milligramm Q10 einzunehmen.

Als man am Ende der Studie die jungen Herren wiederum testete, da gab es kaum Zweifel: Die jetzigen Herzwerte zeigten deutlich eine Wendung zu mehr Leistungsfähigkeit.

Die Fähigkeit des Herzmuskels, sich unter mittleren Streßbedingungen zusammenzuziehen (definiert als Herzfrequenz von 170), hatte sich in 4 Wochen um 12 Prozent, das maximale Minutenvolumen um 28 Prozent verbessert. Die Messung der Herzgesamtleistung ergab schon nach 4 Wochen Q10 Therapie einen Anstieg um 35 Prozent.

Wie die Forscher beobachteten, stabilisierten sich nach vier Wochen Q10 Gaben die anfänglichen Erfolge. Die leistungsfördernden Wirkungen blieb danach fast konstant. Der Grund: Offenbar hatte Q10 den optimalen Nutzen für das Herzgewebe bereits erreicht. Kurz, die Q10 Ergänzungen hatten den Mangel ausgeglichen und hielten den Q10 Spiegel auf der für die Gesundheit bestmöglichen Stufe.

Dazu Dr. Vanfraechem:

- „Die maximale Belastbarkeit des Herzens konnte durch die Q10 Verabreichung erhöht werden. Doch nicht nur die Maximalwerte besserten sich, sondern auch die Arbeitsleistung bei Herzfrequenz 170 stieg an."
- „Bei Herzfrequenz 170, bei der 80 Prozent des aufgenommenen Sauerstoffes genutzt werden, zeigt sich die Verbesserung ausgesprochen deutlich, und das ist auch für Menschen in sitzender Lebensweise von hohem Nutzen."
- „Die Ergebnisse nach 8-wöchiger Q10 Verabreichung bei hauptsächlich sitzend tätigen Menschen wiesen

enorme Erfolge auf, wobei der optimale Wirkungsgrad bereits nach 4 Wochen eintrat und sich binnen 8 Wochen stabilisierte."

Wie aus dieser Studie klar hervorgeht, kann Q10 Funktion, Leistung und Energieverwertung des untrainierten, sonst gesunden Herzens optimieren - ohne Kniebeuge und Dauerlauf. Gute Nachricht also für alle, die sich nicht regelmäßig trimmen oder einfach körperlich wenig aktiv sind: Q10 scheint nach allem eine vernünftige, effektive und ungefährliche Alternative zu sein, um die Belastbarkeit des Herzens insbesondere bei Streß und ungewohnter körperlicher Anstrengung im Alltag zu steigern und, auf lange Sicht, die Lebenserwartung zu erhöhen.

Freilich sollte auf körperliche Bewegung keineswegs verzichtet werden. Eine Kombination von Sport und Q10 Ergänzungen täglich erscheint daher als die ideale Lösung. Dies wird auch durch die nachfolgende Studie aus den USA bestätigt.

Wenn Sie sich bereits fit halten, können Sie durch die Einnahme von Q10 die Energiebilanz des Herzens verbessern und sich Ihrem Sport mit mehr Hingabe und Freude widmen. Dennoch ein Wort der Warnung: Wie beim regelmäßigen Training zur Steigerung der Herzleistung, so liegt das Geheimnis auch hier im schrittweisen Vorgehen. Erlauben Sie Ihrem Herzen, sich den neu gewonnenen Kräften behutsam anzupassen; jedes Übermaß setzt das Herz ungewohntem Streß aus.

Wiegen Sie sich nicht in der Sicherheit, daß alleine Q10 Gaben den Motor Ihres Lebens vor Überanstrengungen schützen können.

Noch ein letztes Wort zur Q10 Herzstärkung unter Verzicht auf Ausdauerübungen: Die belgische Studie macht zwar allen sportlich weniger Aktiven berechtigte Hoffnung auf die Erhöhung von Herzleistung und Lebensdauer. Die Ergebnisse erlauben jedoch auch den Schluß, daß nach Absetzen von Q10 die fitnessfördernden Auswirkungen verlorengehen: der Q10 Spiegel sinkt auf seinen früheren Stand zurück, abhängig von der üblichen Ernährung und des Körpers eigenem Vermögen, sich das Co-Enzym selbst zu bilden.

Training erhöht Q10 Gehalt

Wissenschaftler an der Universität von Michigan, USA, unter Leitung von Dr. Robert Beyer, wollten die Veränderungen der Q10 Verfügbarkeit berechnen, die regelmäßige Bewegungsübungen über längere Zeit mit sich bringen.

Sechs Monate lang mußten sich Tiere einem Ausdauertraining unterziehen. Eine Kontrollgruppe ohne Auslauf wurde dagegen gestellt.

Nach sechs Monaten waren die trainierten Tiere den untrainierten in der körperlichen Fitness weit voraus.

Laut Analyse der Herzgewebe lag der Q10 Wert bei den trainierten Tieren wesentlich höher als bei den untrainierten: Stieg doch der Q10 Gehalt des gesamten Herzens durchschnittlich von 198 auf 270 an – eine Steigerung um 36 Prozent! Nur das Herz hatte von dem Training profitiert, die Q10 Werte von Leber, Niere, Hirn und Muskeln blieben fast unverändert.

Schlußfolgerung der Wissenschaftler:

■ „Die Verstärkung der Q10 Konzentration im Herzgewebe bewirkte eine höhere Dichte der Mitochondrien (Energiezentralen der Zellen).

Das setzte die Mitochondrien in den Stand, längere Zeit auf einem viel höheren Energieniveau zu arbeiten und dabei das Herz geringer zu belasten.

Die größere Fitness des Körpers erhöht die Q10 Konzentration im Herzen, damit die Leistungsfähigkeit und belegt, wie Menschen durch Sport ihre Vitalität verbessern können.“

Verbesserte Herzleistung

Die Impedanzkardiographie ist eine Untersuchungsmethode, die ohne Eingriff in den Körper und das damit verbundene Risiko auskommt – eine neue Methode zur Messung der Herzfunktionen. Der Arzt muß nicht mehr, wie vordem, Einschnitte machen, Sonden oder Kabel ins Herz leiten, Farbstoffe in die Blutbahn spritzen oder auf andere risikobehaftete Techniken zurückgreifen, um sich ein exaktes Bild vom Herzen zu machen.

Gemessen werden das Herzzeitvolumen und Schlagvolumen, zwei der wichtigsten Herzfunktionen. Das Herzzeitvolumen ist die vom Herzen pro Zeiteinheit durchgepumpte Blutmenge, in Litern gemessen. Als Schlagvolumen wird die pro Herzschlag gepumpte Menge Blut bezeichnet, in Millilitern pro Schlag gemessen. Anhand dieser Berechnungen können wir die

Fähigkeit des Herzmuskels, sich zusammenzuziehen, bestimmen (Heather Index).

Für die Impedanzkardiographie legt man dem Patienten eine Elektrode um die Stirn, Nacken und Brustkorb und ein Aluminiumband um den Oberbauch. Zusätzlich werden Körpergewicht, Körpergröße und der Abstand zwischen den Elektroden berücksichtigt.

Diese Methode mißt akkurat die Herzfunktion, in dem sie winzige Abweichungen der Stromspannung zwischen den Sensoren der Elektroden analysiert und sie einem Computer eingibt, der aus diesen Differenzen Herzzeitvolumen, Herzschlagvolumen und Heather-Index berechnet und ausgibt.

So lange man nach den traditionellen Meßmethoden vorging, mußte der Proband stationär aufgenommen werden. Da dies mit einem Eingriff in den Körper verbunden war, kam man um aufwendige, kostenintensive und oft schmerzvolle chirurgische Techniken nicht herum. Allein diese Tatsache setzte häufigen Messungen Grenzen.

Die Impedanzkardiographie dagegen kann ambulant innerhalb von 30 Minuten gemacht werden. Tag für Tag wiederholt, erlaubt sie hunderte individueller Herzmessungen und die Analyse tausender einzelner Herzschläge.

Dr. Folkers und sein Team von Herzspezialisten untersuchten Menschen im Alter zwischen 19 und 34 Jahren und kamen auf folgende Durchschnittswerte für das gesunde Herz:

- Herzzeitvolumen: 7,28 Liter/Minute,
- Herzschlagvolumen: 105 Milliliter/Herzschlag,
- Heather-Index: 13.

Diese Angaben gilt es zu vergleichen, wenn man die Befunde der Impedanzkardiographie kranker Herzen vor und nach einer Q10 Behandlung vergleicht.

Tabelle 3 belegt, wie es um Herzpatienten zu Beginn und während der Q10 Behandlung steht. Verglichen mit der Gruppe Gesunder ist augenfällig, daß die Leistungswerte der Herzkranken viel geringer sind. Mit dem Einsetzen der Q10 Behandlung jedoch – das beweist die Tabelle – bessern sich fast alle Befunde deutlich. Diese Datenreihe wurde auch von der Forschungsgruppe Dr. Folkers am Institut für biomedizinische Forschung der Universität von Texas erhoben.

Anstieg von Herzminutenvolumen, Schlagvolumen & Heather-Index nach Q10 Gabe:

Alter	Monate Q10 Gabe	Herzmin.vol. Liter p. Min. vorh.	währ.	Schlagvol. in ml./Herzschlag vorh.	währ.	Heather-Index vorh.	währ.
59	5	2,57	3,03	28,80	36,37	12,90	12,32
75	9	3,59	4,83	45,00	59,65	10,10	10,56
66	4	2,42	3,23	24,70	43,53	7,70	9,24
51	8	2,43	3,64	26,40	38,82	4,70	5,80
58	6	3,06	3,65	43,55	55,05	6,68	5,87
71	5	2,05	2,89	20,95	32,05	4,99	7,76
38	6	3,65	3,25	45,30	51,80	7,30	7,39
78	6	1,99	2,56	28,20	30,65	6,18	6,45

Tab.3

Individuelle Fallbeispiele

Die Bedeutung der Impedanzkardiographie in der Q10 Forschung wird deutlich, wenn man sich vor Augen hält, daß dadurch möglicherweise hunderte verschiedener Werte am Herzen einer Person gemessen werden können.

Dies ist von besonderer Wichtigkeit, da sich so Schritt für Schritt exakt die Erfolge der Q10 Behandlung dokumentieren lassen. Sie spiegelt die Befunde jeder einzelnen Testperson wieder – und dies mit einer Anschaulichkeit, die man in der Herzforschung nie zuvor gekannt hat. Diese Messdaten der Herzfunktionen zeigen eindringlich die Heilkraft von Q10 auf.

Ein Forschungsprojekt unter Leitung von Dr. Fritz Zilliken vom Institut für Physiologische Chemie der medizinischen Fakultät der Rheinischen Friedrich-Wilhelms Universität, Bonn, und Dr. Winfried Schneeberger, Rehabilitationskrankenhaus Hl. Familie, Bornheim-Merten, gewährt einen einzigartigen Einblick in den medizinischen Nutzen, den Q10 für das erkrankte Herz entfaltet. Die Resultate wurden bei den Q10 Symposien in Martinsried (1983), Monte Carlo (1984) und Tokio (1985) vorgestellt. Beteiligt an der Herzstudie waren 12 Patienten, die unter Herzmuskelschwäche litten. Um eine Verfälschung der Ergebnisse zu vermeiden, bekamen sechs Probanden täglich 33 Milligramm Co-Enzym Q10, die andere Hälfte der Gruppe wurde mit Placebo „behandelt“. Dann wurde die Versuchsanordnung umgekehrt. Selbst der Versuchsleiter wurde erst nach Abschluß des Doppelblindversuches darüber informiert, wer das Medikament und wer Placebo erhielt. Hier einige der individuellen Ergebnisse:

- Probandin R.J., 66 Jahre. Sie wurde der Placebo-Gruppe zugeteilt. Ihr Herzminutenvolumen lag zwischen 2,7 und 2,9. Das Herzschlagvolumen betrug maximal 45 und mindestens 38.

Nach Beginn der Untersuchung besserten sich zwar ihre Herzwerte geringfügig (möglicherweise aufgrund der Krankenhauspflege), aber nach 9 Placebo-Wochen sank das Herzminutenvolumen auf 2,3 und das Herzschlagvolumen auf ungefähr 34. Ihr Zustand verschlimmerte sich deutlich.

■ Probandin M.G., 73 Jahre. Sie hatte rapide abnehmende Herzminuten- und Herzschlagvolumina. Unmittelbar vor Beginn der Untersuchung war ihr Herzminutenvolumen von durchschnittlich 3,5 auf weniger als 2,5 gefallen. Ihr Herzschlagvolumen war sogar von etwa 40 auf unter 20 abgesackt. Dank der Krankenhausbetreuung mit guter Ernährung und ohne Streß stabilisierte sich ihr Befinden, und nach 15 Wochen Placebo-Einnahme besserte sich ihr Herzminutenvolumen geringfügig auf durchschnittlich 3 und ihr Herzschlagvolumen auf ca. 35.

Nach der 15. Woche bekam sie dann Q10. Ihre Herzwerte verbesserten sich nun dramatisch. In der 20. Woche war ihr Herzminutenvolumen auf 4,5 und ihr Herzschlagvolumen auf fast 50 emporgeschnellt.

■ Proband W.S., 73 Jahre. Er bekam von Tag 1 an 100 Milligramm Q10. Kurz vor der Behandlung war sein Herzminutenvolumen von 3,25 auf 3, sein Herzschlagvolumen von 40 auf knapp 30 gefallen.

In der 10. Woche der Q10 Therapie war sein Herzminutenvolumen bereits beachtlich auf 6 gestiegen, während sein Herzschlagvolumen auf beinahe 90 hochgeschossen war. Jetzt verringerte man die tägliche Q10 Dosis. Es dauerte kaum sieben Wochen, bis sein Herzminutenvolumen auf 4,5 und sein Herzschlagvolumen auf beinahe 70 abfielen.

Nun wurden ihm wieder 100 mg Q10 verabreicht – und innerhalb der nächsten zwei Wochen erhöhten sich seine Herzwerte erneut auf die gleichen Werte wie vor der Reduzierung der Q10 Gaben.

Die vorangegangenen Fallbeispiele zeigen eindrucksvoll die Wirkungen von Q10 bei erkrankten und geschwächten Herzen auf. Wie Menschen im Durchschnitt auf eine Q10 Therapie ansprechen, zeigt das folgende Beispiel nach Meinung der deutschen Forscher repräsentativ:

■ Probandin C.D., 73 Jahre alt. Sie hatte vor der Behandlung ein Herzminutenvolumen von fast 3,4 und ein Herzschlagvolumen von etwa 60. Die nächsten 15 Wochen wurde ihr Q10 verabreicht.

In der Woche 6 stieg ihr Herzminutenvolumen auf 6, ihr Herzschlagvolumen auf fast 100. Ihr Zustand begann sich nun – mit einer geringen Verschlechterung der Herzfunktionswerte – zu stabilisieren. Am Ende der 13. Woche pendelten sie sich bei 80 ein.

So also erlebte eine Probandin den typischen therapeutischen Effekt von Q10: Zu Beginn der Behandlung stiegen ihre Herzwerte stark in die Höhe, dann gingen sie etwas zurück und verharrten konstant auf einer Ebene. Diese stabilisierten Werte bedeuteten eine wesentliche Verbesserung gegenüber dem ursprünglichen Herzminuten- und Herzschlagvolumen.

In den bedrohlicheren Fällen – so könnte man schlußfolgern – war die Unterversorgung mit Q10 größer und deshalb vom Beginn der Behandlung an der positive Effekt dramatischer, so daß die Heilwirkung augenfälliger wurde. Je höher der Bedarf, desto offensichtlicher das Ergebnis. Der Leiter der Studiengruppe, Dr. W. Schneeberger, faßt zusammen:

▶ „Was bei Probanden beobachtet werden kann, die sich einer Q10 Behandlung unterziehen, ist, daß sich ihr Befinden verbessert.

Bei allen normalisiert sich der Allgemeinzustand und die körperliche Leistungsfähigkeit wächst.

Sie leiden weniger unter Atemstörungen, nächtlichem unfreiwilligem Harnabgang und Gewebeschwellungen.

Alle Probanden unter Q10 Behandlung zeigten eine statistisch signifikante Erhöhung des Herzminuten-und Herzschlagvolumens.

Im allgemeinen stellten wir eine erhöhte körperliche und geistige Fitness fest."

Nicht anders die Daten, die Dr. Karl Folkers dank der Impedanzkardiographie von Herzpatienten erhob, die mit Q10 behandelt wurden. Wie der Wissenschaftler erklärt, wiesen in seiner Studie sieben von acht eine bemerkenswerte Erhöhung der Herzleistungswerte auf.

Typisch ist dieser Befund: „G.A. war 75 Jahre alt. Messungen seiner Herzwerte an sechs verschiedenen Tagen ergaben im Mittel ein Herzminutenvolumen von 3,59 und ein Herzschlagvolumen von 45. Infolge der Behandlung stieg das Herzminutenvolumen auf 4.83 und das Herzschlagvolumen auf 59." Dazu Dr. Folkers:

> *„Wenn ein Herzmuskel ein Defizit von Q10 hat und dieser Mangel durch orale Einnahme des Vitalstoffes ausgeglichen wird, dann pumpt das Herz eindeutig effizienter. Es ist aber unwahrscheinlich, daß diese Besserung anhält, sobald man das Q10 absetzt. Bleiben doch jene Ernährungs- und Stoffwechselbedingungen, die eine Unterversorgung mit Q10 verursacht haben, unverändert. Folglich brauchen Herzkranke die Q10 Therapie über einen längeren Zeitraum, ja sogar ein Leben lang."*

Hilfe für das Altersherz

Herzschwäche macht am häufigsten älteren Menschen zu schaffen. Der vorzeitige Abnutzungsprozeß, durch den in der westlichen Welt Herzerkrankungen zur Todesursache Nummer eins geworden sind, setzt sehr selten vor der Lebensmitte ein. Doch wenn dies vorkommt, so geht immer die verminderte Fähigkeit des Körpers, Q10 selbst zu produzieren, damit einher.

Proben kranken Herzmuskelgewebes wurden nach der Biopsie auf ihren Q10 Gehalt geprüft und mit gesunden Herzen verglichen. Die Unterschiede waren beeindruckend. Ergänzend wurde der Q10 Spiegel im Blut herzkranker Patienten bestimmt – und wiederum stellte man eine signifikante Unterversorgung mit diesem Vitalstoff fest.

Sobald jedoch Q10 als Nahrungsergänzung verabreicht wurde, lebte das geschwächte Herzsystem regelrecht auf. Die Hauptwerte zur Bestimmung der Herzeffizienz – Herzzeitvolumen und Schlagvolumen – waren deutlich angestiegen. Beweis also für eine dramatische Wende zur Funktionsgenesung des Organes und für ein Aufhalten des Degenerationsprozesses. Diese Erfolge waren eine Sache weniger Wochen; sie stellten sich ohne Mitwirkung herkömmlicher Herzmedikamente ein.

Gab man in klinisch kontrollierten Testreihen Q10 in gleicher Dosierung Patienten mit Angina pectoris, wurden die gleichen wohltuenden Wirkungen beobachtet. Diese Herzerkrankung ist für Q10 Studien besonders geeignet, denn alle Anzeichen der Heilung lassen sich beobachten und messen, ohne daß dies mit einem Eingriff in den Körper verbunden ist.

Manche können wegen der unerträglichen Schmerzen in der Herzgegend nicht einmal geringste Anstrengungen ertragen – ein eindeutiger Hinweis auf die mangelhafte Durchblutung des Herzmuskels und den Beginn eines Angina pectoris Anfalles. Nach der Einnahme von Q10 waren jedoch alle in der Lage, sich ohne Pein zu bewegen – in einigen Fällen konnte die Bewegungsdauer im Vergleich zu vorher verdoppelt werden.

Solche Ergebnisse stützen die Annahme, daß die Verfassung des alternden, sonst aber gesunden Herzmuskels verbessert werden kann – und daß sogar ein Schutz vor dem unvermeidbaren Alterungsprozeß möglich ist.

Eine gute Methode, die Herzleistung zu verbessern, sind aerobische, die Sauerstoffzufuhr erhöhende Übungen, die auf lange Sicht die Herzleistung steigern. Aber nicht jeder ist willens oder fähig, regelmäßig Ausdauersport zu treiben. Deshalb sollte man Q10 vorbeugend einsetzen, um das Herz insbesonders solcher Menschen zu kräftigen, die Arbeitstag und Freizeit vorwiegend sitzend zubringen.

Arterienverkalkung vorbeugen

Aktuelle Studien zeigen auf, daß eine zu niedrige Konzentration von Antioxidantien im Blut einen hohen Risikofaktor für Herzkrankheiten und sich entwickelnde Arterienverkalkung (Arteriosklerose) darstellen.

Eine Gruppe von Wissenschaftlern, die von Dr. Ronald Stocker vom Herzforschungsinstitut in Sydney, Australien, geleitet wurde, überprüfte 1991 diese Hypothese. Ihre veröffentlichten Ergebnisse zeigten, daß Q10 ein bedeutendes natürliches Antioxidans ist, das Blutlipide vor Schädigungen durch die freien Radikalen schützt. Die Autoren berichteten:

„Unsere Ergebnisse unterstützen die Annahme, daß Q10 ein bedeutender, risikovermindernder Faktor bei der Entwicklung der Arterienverkalkung ist."

Die Schlußfolgerung der Studie war, daß Q10 ein effektiveres Antioxidans ist als Vit. E und Carotin.

Bluthochdruck senken

Weit über 10% aller Bundesbürger mittleren Alters haben einen Blutdruck über dem Normalwert. Hoher Blutdruck gilt als „schleichender Tod". Die Krankheitserscheinungen setzen so langsam ein, daß ein Großteil der Betroffenen anfangs keinerlei Beschwerden verspürt. Für einige kommt denn auch jede Diagnose zu spät.

Bluthochdruck bedeutet die Störung des fein austarierten Gleichgewichts zwischen Strömungsdruck und Gefäßwandspannung. Durch Überlastung von Herz und Gefäßsystem führt er zu Arterienverkalkung, Schlaganfall, schmerzhaftem Engegefühl in der Brust (Angina pectoris), Verstopfung der Herzkranzgefäße

(Koronarthrombose) und Herzschwäche.

Es gibt zahllose Medikamente zur Senkung des Bluthochdrucks. In leichten Fällen hilft bereits ein Arzneimittel, das die Harnausscheidung fördert (Diuretikum). Aber selbst ein mildes Diuretikum kann Nebenwirkungen haben. Für schwere Hochdruckformen stehen besonders effiziente Arzneimittel zur Verfügung. Die dürfen aber nur unter laufender ärztlicher Aufsicht, manchmal sogar nur unter klinischer Kontrolle angewandt werden. Die Gefahren dieser hochwirksamen Arzneien liegen in einem unvermutet starken Absinken des Blutdrucks mit plötzlicher Ohnmacht, so daß der Kranke umfallen und sich verletzen kann, sowie in erheblichen Nebenwirkungen.

Eine konsequente Änderung der Lebensführung wäre die wichtigste Maßnahme zur Senkung des Bluthochdrucks. Aber selbst wenn die Diagnose Lebensgefahr signalisiert, sind viele Menschen außerstande, ihre Ernährung umzustellen oder Nikotin und Alkohol abzuschwören – spüren sie doch keine Anzeichen einer Krankheit. Gesundheitskampagnen, die über die Gefahren des Bluthochdrucks aufklären, gibt es in der Bundesrepublik seit zwei, drei Jahrzehnten: der Bluthochdruck steht heute im Verdacht, einer der Hauptauslöser von Herzkrankheiten zu sein.

Besteht eine Verbindung zwischen Blutdruck und Q10? Sowohl in den USA wie in Japan sind Ärzte dieser Frage nachgegangen. Sie senkten den Blutdruck von Risikopatienten, indem sie deren Nahrung einfach mit Q10 anreicherten – eine absolut natürliche Nahrungsergänzung ohne Beimischung zusätzlicher Arzneistoffe. Hier das Ergebnis einer typischen Fallstudie:

Mittlere Blutdruckwerte vor und nach Q10 Therapie:

	systolisch (*)	diastolisch (*)
Vor Q10 Therapie	141	97
Nach 2 Mon. Q10 Therapie	126	90

*) Systole: Stadium der Anspannung des Herzmuskels, Diastole: Stadium der Erschlaffung des Herzmuskels.

Tab.4

Wie wirksam das Herzvitamin Q10 den Bluthochdruck beeinflußt, untersuchten auch Dr. V. Digiesi und seine Mitarbeiter von der Medizinischen Fakultät der Universität Florenz im Frühjahr 1990.

Die Experten hatten für ihren Doppelblind-Versuch 18 Hochdruck-Patienten ausgewählt, deren Krankheit bereits die Stufen I und II der WHO-Klassifikation der Schweregrade erreichte. Die vier Frauen und vierzehn Männer waren 42-66 Jahre alt (Durchschnitt 55,9 Jahre). Wichtig dabei: Zu Versuchsbeginn setzte man die Therapie mit Medikamenten aus.

Nach zwei Wochen der Gewöhnung an den Arzneientzug wurden die Kranken willkürlich entweder der Gruppe A zugeteilt, die 100 mg Q10 täglich einzunehmen hatte, oder der Gruppe B, die Scheinmedikamente mit unwirksamen Substanzen erhielt, sogenannte Placebos. Die klinische Beobachtung dauerte zehn Wochen. Danach unterbrach man vierzehn Tage lang die Behandlung. Anschließend bekam die bisherige Q10 Gruppe Placebos und die Placebo-Gruppe Q10 (in gleicher Dosierung) für weitere zehn Wochen.

Blutdruckwerte vor und nach Q10 Gabe:

	systolisch	diastolisch
Vor der Behandlung	167	103
Nach Q10 Behandlung	156	95
Placebo	166	103

Tab. 5

Zusammenfassung der Autoren: „Eine Wirkung von Q10

- wurde während der 3. und 4. Behandlungswoche beobachtet,
- blieb über die gesamte Versuchsdauer konstant und schwand 7 bis 10 Tage nach Behandlungsende."

Bemerkenswert auch, daß die Placebo-Kontrollgruppe keinerlei Änderungen zeigte, weder im systolischen noch im diastolischen Blutdruck. Fazit:

- Die Resultate dieser klinisch kontrollierten Studie bestätigen den therapeutischen Wert von Q10 für Patienten mit bedenklichem arteriellen Bluthochdruck: Die eine Substanz führt eine signifikante Senkung sowohl des systolischen wie des diastolischen Hochdrucks herbei. Der Blutdruck stieg nach Absetzen von Q10 wieder auf den alten Wert an.

Dr. Yamagami führte zusammen mit Dr. Karl Folkers von der Universität Texas einen weiteren Test zur Senkung des Bluthochdrucks mit Q10 durch. Bei der ersten Untersuchung vor der Behandlung mit Q10 wiesen die Blutproben der 5 Patienten Q10 Defizite auf.

Nur bei einem der Patienten zeigte sich keine Senkung des Blutdruckes (sogar eine Erhöhung), obwohl sein Q10 Defizit im Blut nahezu sofort korrigiert wurde. Er unterzog sich jedoch nur 8 Tage dieser Therapie und dies führte zu der Annahme, daß trotz der schnellen Reduzierung des Q10 Mangels dennoch Zeit erforderlich ist, damit Q10 eine Wirkung erzielen kann.

Die folgende Tabelle verdeutlicht die Ergebnisse der fünf an Bluthochdruck leidenden Patienten:

Blutdrucksenkung bei Q10 Mangel und Bluthochdruck:

Alter	Zeitdauer Q10 Gabe	Q10 Defizit in % vorher	Q10 Defizit in % während	Blutdruck (mm Hg) vorher	Blutdruck (mm Hg) während
35	8 Tage	35	8	179/129	197/137
45	3 Monate	30	12	166/106	143/ 93
49	3 Monate	20	4	186/ 97	153/ 84
69	3 Monate	40	19	193/114	179/106
74	5 Monate	29	0,8	176/ 94	148/ 86

Tab. 6

Bei vier dieser Patienten werden die Fortschritte klar deutlich, da systolischer und diastolischer Blutdruck gesunken sind. Im Gegensatz zu dem Patienten, der keinerlei Verbesserungen aufwies, nahmen die vier anderen Patienten Q10 jedoch mindestens drei Monate ein.

Aus einem Bericht von Dr. Yamagami und Dr. Folkers: „Unsere Interpretation dieser Daten ist, daß Q10 für die Bioenergien zur Aufrechterhaltung der lebenswichtigen Funktionen, wozu auch der Blutdruck zählt, unentbehrlich ist.“

„Q10 wird nicht als ein blutdrucksenkendes Medikament betrachtet, sondern eher als vitaminähnliche Substanz, die im natürlichen Zellgewebe des Menschen vorkommt. Die ‚blutdrucksenkende' Wirkung, die Q10 auslöst, mag das Resultat der Beseitigung eines Q10 Mangels in den Bioenergien sein. Solche Defizite können zur Entstehung des Bluthochdrucks beitragen."

Die aufgezeigten Fortschritte sind sehr gering, sodaß zwei der Patienten noch immer auf die konventionelle Medikamententherapie angewiesen sind.

Die weiteren Forschungsergebnisse der Universität von Texas zeigen nun in der Tabelle 7 die Wirkung von Q10 als Ergänzung zur medikamentösen Therapie und bei alleiniger Q10 Einnahme auf:

Blutdrucksenkung durch Q10 bei Patienten mit und ohne konventionelle Behandlung:

Alter	konvention. Therapie	Q10 Gabe in Wochen	Blutdruck (mm Hg) vorher	nachher
50	keine	12	134/ 96	113/ 84
51	keine	12	132/ 95	124/ 86
60	keine	5	166/ 93	142/ 82
36	keine	9	139/ 91	128/ 83
43	Medikam. (*)	5	177/103	164/100
39	keine	5	150/ 92	138/ 88
69	keine	12	206/ 97	164/ 79
44	keine	11	190/143	166/117
66	keine	15	155/116	132/105
62	keine	12	188/ 80	175/ 78
65	keine	13	244/ 98	193/ 85
73	Medikam. (*)	16	161/ 97	141/ 78
50	Medikam. (*)	16	166/ 98	137/ 84
58	Medikam. (*)	12	171/ 95	136/ 76
58	Medikam. (*)	8	149/ 96	125/ 81
71	keine	8	156/ 84	140/ 78

*) Parallel zu Q10 wurden blutdrucksenkende Medikamente eingenommen.

Tab.7

Für jemanden, dessen Werte sich in einem Grenzbereich zwischen „geringfügig" und „relativ erhöht" bewegen, kann allein schon eine Q10 Gabe genügen, um wieder in den Normalbereich zu gelangen. Aufgrund der notwendigen Langzeitbehandlung bei Bluthochdruck, in vielen Fällen ein ganzes Leben lang, ist der offensichtliche Vorteil bereits schon die Vermeidung von jeglichen Nebenwirkungen – im Gegensatz zu vielen blutdrucksenkenden Medikamenten.

Der Co-Enzym Q Forscher Dr. Philip C. Richardson von der Texas-Universität ist denn auch überzeugt: „Der Vitalstoff Q10 erfüllt die Voraussetzungen, um als wirkungsvoller alternativer Bluthochdruckregler eingesetzt zu werden – frei von den unerwünschten Nebenwirkungen anderer Medikamente."

IV

Q10 bei Herzerkrankungen und Herzoperationen

Q10 erzielt bessere Erfolge bei hochgradig Herzkranken als herkömmliche Therapien. ▶ Gesteigerte Lebensqualität für schwer Herzkranke. ▶ Normalisierung des Q10 Pegels im Herzen bringt deutliche Steigerung der Organleistung. ▶ Q10 schützt vor wiederholten Herzattacken. ▶ Je ernster das Krankheitsbild, desto mehr Q10 nimmt der Herzmuskel auf. ▶ Dramatische Folgen bei Verringerung von zusätzlichen Q10 Gaben. ▶ Erfolgreiche Langzeitbehandlungen mit Q10. ▶ Reduzierte Nebenwirkungen bei Kombination von Q10 mit Herzpräparaten. ▶ Q10 verringert Angina pectoris-Anfälle. ▶ Q10 schützt das Herz vor, während und nach Herzoperationen. ■

Herzrhythmusstörungen bessern sich

Wenn das Herz anfängt, unregelmäßig zu schlagen, spricht man von Herzrhythmusstörungen. Dann hat der

Motor des Lebens gleichsam Getriebeschaden, die Zahnräder der Übersetzung schleifen oder greifen nicht mehr sauber ineinander. Das Herz ist wie ein Orchester, das nicht taktgleich spielt; wie eine Uhr, die zu langsam oder zu schnell geht.

Im großen und ganzen macht das nicht allzu viel aus, aber die allgemeine Leistungsfähigkeit verringert sich. Verschlechtert sich der Zustand jedoch und werden die Herzschläge immer unregelmäßiger, dann kann das gesamte System so darunter leiden, daß es zu versagen droht.

Unregelmäßigkeiten haben gewöhnlich einen einfachen Grund: Die elektrischen Bahnen sind blockiert oder „kurzgeschlossen". Wenn das Herz blockiert, kann, sofern Medikamente nicht helfen, den natürlichen Rhythmus wieder herzustellen, der Chirurg einen batteriebetriebenen Schrittmacher einsetzen. Dabei handelt es sich um einen kleinen Elektrocomputer, eine Art Taktgeber, der unter der Haut des Brustkorbs eingepflanzt wird und die Regulierung des Herzschlags übernimmt.

Wissenschaftler wie Dr. Karl Folkers sind seit langem überzeugt, daß Q10 Mangel die natürlichen Bioenergien des Herzens zerrüttet und die elektrische Reizbildung stört. Da die Bioenergien und die elektrischen Impulse des Herzens offenbar aus denselben zellularen „Brennstoffen" gewonnen werden, scheint es kaum überraschend, daß ein Q10 Mangel die Arbeit des natürlichen Herzschrittmachers beeinträchtigen kann.

Welche Erfolge erzielt Q10 bei Menschen, die unter einer Erkrankung der Herzkranzgefäße und Bluthochdruck leiden? Dieser Frage galt eine Serie von Tests, die Dr. Folkers und seine Kollegen vom Institut für Biomedizinische Forschung an der Universität von Texas 1981 vornahmen.

Die Behandlungen dauerten zwei Monate und länger und die Impedanzkardiographie ergab eine bemerkenswerte Verbesserung von Herzminuten- und Herzschlagvolumen. Doch man entdeckte auch ein neues Phänomen: Bei sechs Patienten mit schweren Herzrhythmusstörungen verringerten sich die unregelmäßigen Herzschläge oder verschwanden sogar völlig.

Die Ergebnisse der Q10 Behandlungen schienen für sich zu sprechen. Von den sechs Patienten sprach nur einer schwach auf die Q10 Gaben an.

Doch eine Frage blieb: Welchen Anteil an der Heilung hatten die herkömmlichen Medikamente, die den sechs Patienten verabreicht wurden? Obwohl die Patienten mit Rhythmusstörungen seit längerer Zeit mit Arzneien behandelt worden waren, traten die bedeutsamen Veränderungen ihres Befindens erst nach Einnahme von Q10 ein. Außerdem zeigten sogar zwei Patienten Fortschritte, die vor der Q10 Behandlung keine anderen Medikamente bekommen hatten.

In einer aktuellen '91er-Tierversuchsstudie (Dr. Y.L. Wang und Kollegen, Pharmakologische Abteilung des Hebei Medical College, Shijiazhuang, China) wurde die Wirkung von Q10 bei Herzrhythmusstörungen untersucht:

- Q10 wirkte nach hochdosierten Q10-Gaben der Entwicklung von Herzrhythmusstörungen nahezu vollständig entgegen.
- Nicht mit Q10 behandelte Tiere (Kontrollgruppe) wiesen den hohen Herzrhythmuswert* von 4,7 auf. Die

Versuchstiere hingegen, die mit hohen Q10 Gaben behandelt wurden, zeigten bei einem Wert von nur 0,2 kaum noch Herzrhythmusstörungen.

Die Wissenschaftler stellten darüber hinaus fest, daß die Wirkung von Q10 mit dem Q10 Wert im Blut und im Herzmuskel korreliert. Diese beeindruckenden Ergebnisse sind in der Tabelle zusammengefaßt:

Q10 Behandlung bei Herzrhythmusstörungen:

Höhe der Q10 Gabe	Herzrhythmus-wert (*)	Q10 Gehalt im Blut	Q10 Gehalt im Herzmuskel
keine Q10 Gabe (Kontrollgruppe)	4,7	0,5	6,9
3,1	2,9	1,3	7,5
6,2	1,6	2,1	8,3
12,5	0,8	2,6	8,7
25,0	0,2	4,9	9,6

*) Der Herzrhythmuswert klassifiziert die Schwere der Herzrhythmusstörungen. Ausgehend von dem Wert 0, der eine völlige Beschwerdefreiheit voraussetzt, bis zum Wert 5 für schwerste Herzrhythmusstörungen.

Tab. 8

Stärkung des Herzens bei Herzmuskelschwäche

Eine Grundfunktion des gesunden Herzens ist die Fähigkeit seiner Muskelfasern, sich zusammenzuziehen. Eine Muskelfaser arbeitet ähnlich wie ein Gummiband. Ein Gummiband kann gedehnt werden und schnappt von selbst in seine Ausgangslage zurück. Ebenso die Muskelfaser: sie zieht sich selbst zusammen und benötigt andere Muskeln, um gedehnt zu werden.

Darum arbeiten Muskeln stets paarweise zusammen. Erst durch das Zusammenwirken von Muskeln kommt eine abgestimmte Bewegung zustande. So können Sie den Arm nur beugen, wenn die Muskeln, die die Beugung vollführen, sich zusammenziehen – und gleichzeitig die Muskeln, die den Arm strecken, sich entspannen.

Doch genau wie ein Gummiband können die Muskelfasern des Herzens ihre Fähigkeit, sich zusammenzuziehen, verlieren. Wenn dies geschieht, nimmt die Pumpleistung des Herzens bis zu dem Punkt ab, wo das Leben nicht mehr aufrecht erhalten werden kann. Diese Störung der Herzmuskelfunktion ist recht verbreitet. Doch warum sich die Fähigkeit des Zusammenziehens vermindert, gibt den Herzforschern Rätsel auf.

Der Energiefaktor scheint der naheliegendste Grund zu sein. Sprudelt die Treibstoffquelle kaum noch, die der Muskelzusammenziehung die Energie bereitstellt, so nimmt die allgemeine Pumpfähigkeit des Herzens ab. Die Erzeugung der zellularen Energie hängt jedoch von Q10 ab. Eine Unterversorgung mit Q10 würde, so ist zu erwarten, den Energiebedarf der Zellen nicht mehr decken und so die Pumpfähigkeit beeinträchtigen.

Im Jahre 1982 ließ das Universitätskrankenhaus von Kopenhagen Menschen untersuchen, die an unterschiedlich starker Herzmuskelschwäche litten. Die überzeugenden Ergebnisse der Testreihen stützen die Schlußfolgerung, daß eine Verschlechterung der Herzfunktion direkt vom verfügbaren Q10 im Zellgewebe abhängt.

Neunundzwanzig Probanden waren in die Studie einbezogen, darunter fünf Frauen. Das Durchschnittsalter betrug 43 Jahre. Ziel der Studie war, herauszufinden, ob Menschen mit unbehandelbarer Störung der Herzmuskelfunktion Q10 Defizite aufwiesen und ob Q10 Gaben ihren Zustand bessern würden.

Alle wurden nach dem Schweregrad ihrer Krankheit beurteilt und, entsprechend der von der New York Heart Association (NYHA) entwickelten Klassifikation der Herzkrankheiten, Gruppen zugeteilt. Zu Klasse I zählen die leichtesten, zu Klasse IV die schwersten Krankheitsstadien.

Die Probanden unterzogen sich auch der sogenannten Endomyokard-Biopsie, um Proben ihres Herzgewebes zur Analyse zu gewinnen. Dabei wird unter örtlicher Betäubung von der Leistengegend her eine Sonde durch eine Arterie eingeführt, bis zum Herzen hinaufgeschoben und der linken Herzkammer eine winzige Gewebeprobe entnommen.

Das Ergebnis? Der Q10 Spiegel des Herzmuskels war bei den Gruppen III und IV signifikant geringer als bei den leichter Erkrankten (Gruppen I und II). Der Q10 Gehalt in den Geweben der Schwerstkranken betrug 0,28 – beinahe nur die Hälfte des Wertes, den normales oder fast normales Herzgewebe aufweist.

Der Leiter der Untersuchung, Dr. Svend A. Mortensen, resümierte:

„Diese Studie hat bewiesen, daß dem erkrankten Herzmuskelgewebe Q10 in beträchtlicher Menge fehlt.
▶ *Das zeigte sich ganz besonders in Fällen fortgeschrittener Herzschwäche. Der Gehalt an dem Vitalstoff war nur halb so groß wie im gesunden Herzmuskel."*

Eine ähnliche Studie wurde von der Kardiologischen Abteilung des Kokura Memorial Hospital in der japanischen Stadt Kitakyushu vorgenommen und im Jahre 1984 veröffentlicht. Auch hier entdeckten die Mediziner starke Q10 Defizite in den Herzen der erkrankten Patienten. Diese Untersuchung prüfte noch eine weitere Frage: Was geschieht, wenn man die übliche Nahrung von Herzkranken durch Q10 ergänzt? Zweiundsiebzig Probanden in unterschiedlichen Stadien der Herzkrankheit wurden in zwei Gruppen geteilt. Die ersten 36, im Mittel 55 Jahre alt, erhielten mehr als zwei Wochen lang täglich 90 mg Q10. Die zweite Gruppe, die Kontrollgruppe, Durchschnittsalter 53 Jahre, wurde nicht mit Q10 behandelt. Wieder stellte sich nicht nur ein bedeutendes Q10 Manko im erkrankten Herzgewebe heraus. Es wurde erneut belegt, daß die Einnahme des Vitalstoffes den Anteil des Q10 Gehaltes im Herzen ansteigen ließ. Die Kontrollgruppe, die kein Q10 erhielt, zeigte hingegen keinerlei Verbesserungen ihres Gesundheitszustandes.

Dr. Masakiyo Nuboyoshi erklärte:

- „Ein klarer Beweis, daß täglich 90 mg des Vitalstoffes den Q10 Gehalt des Blutserums erhöhen konnte."
- Mehr noch: Auch der Q10 Spiegel des Herzmuskels war nach der Verabreichung der Substanz im Vergleich zur Kontrollgruppe signifikant gestiegen.
- Im Herzmuskel von Probanden mit schweren Herzklappenfehlern und Herzschwäche ist weniger Q10 als bei anderen Herzkranken. Die Wiederherstellung der normalen Konzentration durch Q10 Gaben könnte wichtige klinische Folgerungen für die Behandlung solcher Krankheiten haben.

In ihrer Abhandlung in der angesehenen amerikanischen Fachzeitschrift „Proceedings of the National Academy of Sciences“ (Berichte der Nationalen Akademie der Wissenschaften) lieferten die Q10 Forscher Dr. Karl Folkers, Dr. Surasi Vadhanavikit und Dr. Svend Mortensen erneut den Beweis, daß erkrankte Herzen einen hochgradigen Q10 Mangel aufweisen und folgerten, daß Herzkrankheiten die unmittelbare Folge einer Q10 Unterversorgung sind. Zur Begründung stützten sie sich auf den seit 1970 erhobenen Datenberg, darunter Biopsieproben von 100 am Herzen Operierten und Blutproben von rund 1.000 Herzpatienten. Das Material belegte deutliche Q10 Defizite.

An dieser Studie hatten mehr als 40 Probanden mit verschiedengradigen Herzmuskelerkrankungen, von der leichten Klasse I bis zur lebensbedrohlichen Klasse IV teilgenommen. Blutproben verrieten eine signifikante Q10 Unterversorgung. Wichtiger noch: Biopsien der Herzgewebe offenbarten ernste Q10 Mangelerscheinungen. Je schwerer die Herzerkrankung, desto höher das Defizit an Q10.

Dazu nur ein Beispiel:

■ 6 Probanden der Klasse I zeigten einen geringeren Q10 Mangel als die 18 der Klasse II, die wiederum geringere Q10 Defizite im Herzen aufwiesen als die 11 der Klasse III. Der größte Mangel an Q10 wurde bei den 8 Patienten der Klasse IV beobachtet. Alle Kranken erhielten den Vitalstoff und prompt stieg der Q10 Spiegel ihres Blutes. Aus ethischen Gründen wurden Herzgewebeproben nur von fünf mit Q10 Behandelten entnommen. Der Q10 Gehalt in den Herzgeweben stieg um 20 bis hin zu dramatischen 85 Prozent, verglichen mit den Messungen vor der Therapie. Die folgende Tabelle verdeutlicht die Ergebnisse.

Anstieg des Q10 Gehaltes im Blut und im Herzmuskel nach Q10 Behandlung (n=5):

Klasse	Anstieg im Blut in %	Anstieg im Herzmuskel in %
III	200	66
III	101	20
III	82	86
IV	173	19
IV	40	33

Tab. 9

Dr. Folkers erklärt hierzu:

- „Herzmuskelerkrankungen können in hohem Maße – aber nicht ausschließlich – Folge einer Q10 Unterversorgung sein.
- Unter optimalen Bedingungen von Dosierung und Probandenmitarbeit kann die Therapie den Q10 Spiegel des Herzmuskels erhöhen und sogar normalisieren.
- Die Q10 Therapie kann zu einer profunden Steigerung der Herzfunktion und somit der Lebensqualität führen.“

Steigerung der Herzleistung durch Q10

Eine Herzmuskelschwäche oder Herzinsuffizienz ist eine Minderleistung des Herzens mit Verringerung seiner Pumpkraft. Sie ist Zeichen einer Überlastung des

Herzens und kann bei Bluthochdruck, Herzmuskelschädigung, Durchblutungsstörungen der Herzkranzgefäße und Herzklappenfehlern auftreten und führt zu Blutstauungen vor dem Herzen, Wassereinlagerung in der Lunge (Atemnot) und Schwellungen in den Beinen (Ödeme).

Eine Studie über Herzmuskelschwäche fand in der Medizinischen Fakultät der Kitasato Universität in der japanischen Stadt Kanagawa statt und wurde im Jahre 1980 veröffentlicht.

Zwanzig Herzgeschädigten wurde täglich eine geringe Dosis von nur 30 mg Q10 als Nahrungsergänzung verabreicht. Die Krankheitsgrade gliederten sich so auf: 3 Probanden waren der leichten Krankheitsstufe I, 12 der Stufe II, 4 der Stufe III und einer der lebensbedrohlichen Stufe IV zuzuordnen.

Am Ende der zweimonatigen Studie konnten die Forscher feststellen:

- Die Atmung von 50 Prozent der Probanden hatte sich bemerkenswert verbessert (nur geringe oder keine Kurzatmigkeit mehr).
- 50 Prozent zeigten solche Fortschritte, daß der Schweregrad ihrer Krankheit zurückgestuft werden konnte.
- Bei mehr als 30 Prozent dokumentierten Röntgenaufnahmen des Brustkorbs einen „bemerkenswerten" Rückgang der Blutstauungen.
- Bei 30 Prozent ging die Vergrößerung der Leber zurück.

Der Forscher Dr. Teruo Tsuyuasaki folgerte:

„In gesunden Herzen gibt es eine ausreichende Menge des Co-Enzyms Q10, doch in pathologischen Stadien oder bei Herzkrankheit herrscht Mangel … Man betrachtet Q10

als eine der wichtigen Substanzen zur Aufrechterhaltung der normalen Herzfunktion. Dem entsprechend besteht die Möglichkeit, daß Q10 Defizite Herzfunktionsstörungen oder Herzschwäche verursachen."

Diese Resultate legen nahe, daß in 55 Prozent der Fälle von kongestiver Herzmuskelschwäche klinische Symptome dank der Q10 Behandlung besser werden. Jedoch waren diese Wirkungen nur bei Patienten der Klassen I oder II häufig, unter Patienten der Stufen III oder IV dagegen traten sie kaum auf.

Doch die Ergebnisse dieser Studie lassen sich auch anders interpretieren: Mengen von nur 30 mg Q10 waren einfach zu niedrig, um Schwerkranken zu helfen.

Tatsächlich belegt die folgende klinische Studie, daß tägliche Dosen von 100 mg Q10 im weit fortgeschrittenen Stadium der Herzschwäche gute Erfolge erzielen.

Die medizinische Forschungsabteilung des Methodisten-Krankenhauses im US-Bundesstaat Indiana machte die Probe aufs Exempel. Sie verordnete „no hope"-Kranken (Grad IV), die an Herzmuskelschwäche im Endstadium litten, Q10 als Zusatz zu Digitalis und Diuretika. Die Prognosen für die meisten Patienten standen schlecht. Ihre Chancen, allein aufgrund der traditionellen Medikation zu überleben, berechnete man nach Tagen, allenfalls nach Wochen. Teilgenommen hatten 34 Personen, 16 Frauen und 18 Männer. Alter 63 – 84 Jahre. Eingenommene Q10 Menge: 100 mg pro Tag.

Unerwartete 71 Prozent dieser „hoffnungslosen" Fälle überlebten mindestens ein Jahr und 62 Prozent schenkte die Co-Enzym-Therapie sogar noch zwei Jahre.

Die Anmerkungen des Forschungsleiters Dr. W. V. Judy verdienen es, festgehalten zu werden:

■ „Nach 180 Tagen hatte keiner der Patienten mehr Herzmuskelschwäche. Körperliche Aktivitäten, wenn es sie überhaupt gab, waren vor der Q10 Behandlung nur begrenzt möglich. Viele Patienten benötigten sogar körperliche Unterstützung, um zum Untersuchungstisch zu gelangen. Nach 9 bis 12 Wochen der Q10 Medikation konnten alle Patienten, die darauf ansprachen, ohne Hilfe gehen; ihre physischen Kräfte hatten sich signifikant erholt. Alle waren nun in der Lage, selbst für sich zu sorgen – eine deutliche Verbesserung der Lebensqualität. Und es wurden keinerlei Nebenwirkungen bei dieser Q10 Therapie beobachtet."

Diese Studien zeigten, daß sich nach der Q10 Behandlung die Herzfunktion bei 80 Prozent der Kranken besserte – eine hohe Erfolgsrate, wenn man bedenkt, daß die Mehrzahl der Patienten bereits in einer bedenklichen Verfassung war.

Hilfe bei schweren Herzerkrankungen

Herzinfarkt

Einige Leser dieses Buches haben sicher einen Herzinfarkt gehabt und wissen es nicht einmal! Die meisten Menschen stellen sich einen Herzinfarkt als einen plötzlich auftretenden, stechenden Schmerz in

der Brust vor, der sein Opfer vollständig außer Gefecht setzt und sofort zum Tode führt. Das kann vorkommen, aber die meisten Herzanfälle laufen in einem längeren Prozeß ab.

Herzattacken haben klinisch viele Gesichter. Tatsächlich gleicht kein Herzanfall exakt einem anderen, da der Grad des Schadens, den er im Herzen anrichtet, schwankt. Auch die Anzeichen, die Symptome eines Herzanfalles können unterschiedlich sein.

Die Überlebensfähigkeit wird daran gemessen, wieviel Herzmuskelgewebe und wieviele Herzmuskelzellen zugrunde gegangen sind. Eine Blockierung der Herzkranzgefäße endet tödlich, weil das verbliebene gesunde Herzgewebe nicht ausreicht, den Pumpprozeß aufrechtzuerhalten.

Kein Herzanfall darf als harmlos angesehen werden, aber man kann eine Attacke oder sogar mehrere erleiden, ohne dies zu erkennen. Wie die berühmte zwanzig Jahre dauernde amerikanische Studie an den Einwohnern des Städtchens Framingham bei Boston ergeben hat, spürte die Hälfte der Betroffenen nicht das geringste, und bei den übrigen maskierte sich der Anfall. Traten Schmerzen auf, so schienen sie von allen möglichen Körperstellen herzukommen, vom Magen, vom Kopf, vom Kiefer, vom Rücken, von den Gliedern, nur nicht vom Herzen. Die Schädigung des Herzens ist so gering, daß keine deutlichen Symptome oder Nachwirkungen auftreten. Der Betroffene kann höchstwahrscheinlich weiterhin Treppen steigen, schwimmen und Tennis spielen, ohne zu wissen, daß sein Herz Lebensgefahr signalisiert hat.

Diese Art des unerkannten Herzanfalls ist kein Phantom. Keinerlei Behinderung tritt auf, der Arzt hört im Stethoskop keine verdächtigen Geräusche, das Herz schlägt regelmäßig, die Gesichtsfarbe bleibt gut. Bis die Wahrheit ans Licht kommt, können Jahre vergehen: Im Elektrokardiogramm (EKG) tritt an der Stelle der Kurve, die vom Pumpvorgang gezeichnet wird, eine Verzerrung auf. Das Vermächtnis des stummen Infarktes ist eine „Narbe".

Viele Einflüsse erhöhen die Gefahr, einen Herzinfarkt zu erleiden, darunter angeborene Herzfehler, rheumatische Herzkrankheiten, Arterienverkalkung und Bluthochdruck.

Das Schmerzsignal, mit dem sich das Herz nach einer übermäßigen Anstrengung oder Aufregung meldet, ist eine eindeutige Botschaft für die zu große Arbeitslast, die man dem Herz aufbürdet.

Dies sind die Anzeichen einer Herzattacke:

- Unangenehmer Druck, Völlegefühl, Stiche oder starke Schmerzen in der Herzgegend, die zwei Minuten oder länger dauern.
- Ausstrahlung des Schmerzes in Schulter, Hals oder Arme.
- Benommenheit, Ohnmacht, Schwitzen, Übelkeit, Atemnot können ebenfalls auftreten.

Nicht alle diese Warnsignale müssen mit einer Herzattacke verbunden sein. Falls Sie sich nicht ganz sicher sind, nicht lange warten! Gehen Sie kein Risiko ein, ziehen Sie unverzüglich einen Arzt zu Rate.

Weil man weiß, daß nach einem Infarkt die Lebensweise grundsätzlich umgestellt und der Lebensplan neu geordnet werden muß, überleben heute immer mehr Herzgeschädigte selbst schwere Anfälle. Das bedeutet, es gibt häufiger Anlaß, nicht nur ein akutes Herzproblem zu behandeln, sondern den Motor des Lebens vor weiterem Leistungsverlust zu bewahren.

Wird Q10 deshalb nach der Diagnose eines Herzschadens eingenommen, ist die Aufgabe Vorsorge und Behandlung zugleich.

Sobald sich eine Herzattacke ereignet, springt der herzeigene Selbstschutz ein – der Umgehungskreislauf. Kleinere Blutgefäße versorgen jetzt den Teil des Herzens mit Blut, den bisher die blockierte Arterie bedient hat. Diese Blutgefäße erweitern sich und bringen via Umleitung mehr Blut in den notleidenden Herzbereich. Manchmal setzt diese Selbstschutzvorkehrung bereits ein, sobald die Verengung der Hauptarterie beginnt, also noch ehe sie ganz blockiert ist.

Ist das vom Arterienverschluß bedrohte Areal des Herzens nicht gar zu groß, kann der Ausgleich durch den Umgehungskreislauf schwere Schädigungen der Herzmuskelgewebe verhindern. Aber offenkundig belastet diese Selbsthilfe ein ohnehin geschwächtes Herzsystem sehr stark und erschöpft außerdem die energetischen Kapazitäten.

Nun wird deutlich, was die Hilfe durch Q10 Ergänzungen für Gewebe und Zellen ausmachen kann. Wir füllen die Vorräte an Bioenergie auf und stärken dadurch das erkrankte Herz. Falls der Mangel an Bioenergie tatsächlich eine Folge eines Q10 Defizits war, dann kräftigen wir nicht nur das Herz. Wir bewahren es auch vor dem Risiko, mit der nächsten Attacke – die tödlich sein kann – nicht fertig zu werden.

Eine Studie der Freien Universität Brüssel aus dem Jahre 1984 bestätigt diese Annahme.

Der Studienleiter Dr. J.H.P. Vanfraechem hatte zusammen mit seinen Kollegen bereits bewiesen, daß sich die Herzleistung junger Menschen allein durch Q10 Gaben verbessern läßt.

Auf diesen Befunden aufbauend, wandten sich die Forscher Herzkranken zu, um ihre Erfolge zu wiederholen. An der neuen Studie nahmen 11 Probanden teil, deren durchschnittliches Alter bei 58 Jahren lag. Während der Testzeit behielten sie die herkömmliche medikamentöse Therapie bei.

Vor Beginn der Q10 Behandlung testete man ihre maximale Sauerstoffnutzung mit Hilfe eines Fahrrad-Ergometers, um die allgemeine Leistungsfähigkeit zu bestimmen. 12 Wochen lang nahmen die Probanden täglich 100 mg Q10, dann wurden die Belastungsgrenzwerte der Herzen erneut gemessen und mit dem ursprünglichen Befund verglichen. Die Resultate waren beeindruckend. Wie die statistische Auswertung zeigte,

- stieg die Pumpfähigkeit des Herzens (Hämodynamik) um durchschnittlich 20 Prozent an,
- erhöhten sich Pumpkapazität und Pumpenergie stark, wuchs die Kraft des Herzmuskels um höchst wertvolle 12 Prozent.

Und diese Erfolge stellten sich bei schwerkranken Herzen ein! Wenn diese Menschen bis dahin überhaupt eine Zukunft hatten, dann nur die Aussicht auf einen nicht enden wollenden Kampf gegen die graduell zunehmende Herzschwäche.

Weiterer Beweis für die Wirkung von Q10: Ohne daß die Probanden es erfuhren, ersetzte man in den folgenden 12 Wochen den Vitalstoff durch Placebos. Die Konsequenz? Bei jedem Einzelnen gingen die erlangten gesundheitlichen Erfolge nach und nach verloren und der Zustand der Probanden war bald wieder so kritisch wie vor der Q10 Therapie.

Brustenge (Angina pectoris)

Angina pectoris – das ist ein ziehender oder drükkender Schmerz, als ob einem der Brustkorb eingeschnürt wird. Der Angina-Patient erleidet die Pein eines Mini-Herzanfalls ohne die üblichen, oft genug zum Tode führenden Nachwirkungen. Er verspürt diesen Schmerz, sobald das Herz körperlicher oder seelischer Belastung ausgesetzt ist. Dazu genügt es schon, der Straßenbahn nachzulaufen, eine schwere Einkaufstasche zu tragen oder sich über die Kinder zu ärgern; manche Menschen können die Spannung bei einem Fußballänderspiel im Fernsehen nicht verkraften. Ansonsten aber vermag der Betroffene ein ganz normales Leben zu führen, ohne unter irgendwelchen Symptomen zu leiden.

Dennoch geht es hier um eine schwere Herzkrankheit, die durch verengte oder verstopfte Arterien verursacht wird.

Unter gewohnten Lebensbedingungen mag trotz Verengung der Koronargefäße die Herzmuskulatur noch ausreichend mit Blut und damit mit Sauerstoff versorgt werden. Bei körperlicher Anstrengung – wenn die Muskulatur der Arme und Beine mehr Sauerstoff braucht und die Pumpleistung des Herzens erhöht werden muß – besteht jedoch die Gefahr, daß die Sauerstoffversorgung des Herzens unzureichend wird. Eine Angina-attacke kann auftreten und so schlimm werden, daß sie ihr Opfer völlig lähmt.

Die meisten Angina-Patienten können sich daher gar keine oder nur wenig Bewegung verschaffen.

Die angesehene Fachzeitschrift „American Journal of Cardiology" (Amerikanische Zeitschrift für Herzwissenschaft) berichtete 1985, wie stark eine Q10 Behandlung die Lebensqualität von Angina-Patienten zu verbessern vermag. Die Veröffentlichung stammte von Wissenschaftlern der Abteilung für innere Medizin an der Hamamatsu Universität in Japan.

Die Forscher hatten 12 Männer und 2 Frauen zwischen 45 und 66 Jahren untersucht, die alle an chronischer Angina pectoris litten. Es wurde eine Doppelblind-Studie durchgeführt und ein mehrstufiger Belastungstest auf dem Laufband prüfte, wie sich die Grenzen der körperlichen Leistungsfähigkeit änderten.

Die Ergebnisse nach 4-wöchiger Einnahme von täglich 150 mg Q10:

- Die Zahl der Angina-Anfälle sank im Durchschnitt von 5,3 auf 2,5.
- Der Bedarf an Nitroglycerin-Medikationen, dem Standard-Medikament gegen Angina pectoris-Anfälle, halbierte sich von 2,6 auf 1,3 Tabletten.
- Die Zeitdauer, während der die Probanden Gehleistungen bewältigen konnten, stieg während der Q10 Behandlung um 17%.

Ein anderes interessantes Ergebnis war, daß die Belastungsdauer vor dem Auftreten eines Mangels in der Blutversorgung (Ischämie) unter Placebo 196 Sekunden und unter Q10 284 Sekunden betrug, was einer Erhöhung der Belastungsdauer um 44% entspricht.

Die Forscher erklärten daher zu Recht:

> *„Diese Studie legt nahe, daß Co-Enzym Q10 ein sicheres und vielversprechendes Mittel zur Behandlung von Angina pectoris ist.“*

Eine andere Studie, von der im Jahre 1984 berichtet wurde, prüfte die Wirkungen von Q10 auf Angina-Patienten, wenn Q10 nicht eingenommen, sondern durch Infusion verabreicht wird. Die Abteilung für Herzerkrankungen am japanischen Komatsushima-Rotkreuz-Krankenhaus wählte für diese Untersuchung 18 Testpersonen mit Angina pectoris aus. Eine Woche lang wurde zwölf von ihnen täglich 1,5 mg Q10 pro Kilogramm Körpergewicht intravenös verabreicht. Eine Kontrollgruppe von sechs Patienten erhielt Scheininfusionen. Am Ende des Versuches lagen bedeutsame Ergebnisse vor:

- 8 von 12 Probanden der Q10 Gruppe hatten im Belastungstest ihre Leistungsgrenze um eine ganze Stufe verbessert (3 Minuten pro Stufe). Einer hatte sich sogar unerwartet um zwei Stufen steigern können.
- Drei der vier übrigen Schwerkranken hatten es fertiggebracht, sich zumindest um zwei Minuten zu verbessern.

Die Q10 Gruppe, die sich vor der Behandlung durchschnittlich im Bereich von 4,55 Minuten bewegte, hatte am 4. Tag durchschnittlich 6,45 Minuten und am 7. Tag sogar 7,15 Minuten im Belastungstest erreicht.

Die Placebo-Gruppe hingegen zeigte keine bemerkenwerten Verbesserungen während der 7-tägigen Untersuchungsperiode.

Zum Ergebnis Studienleiter Dr. Yoshikazu Hiasa:
■ „Die Verabreichung von hohen Q10 Gaben hilft, den Elektronentransport in den Mitochondrien der Angina-Kranken reibungslos ablaufen zu lassen, so daß die Sauerstoffnutzung im Herzmuskel verbessert wird. Q10 wird daher als wirksam zur Behandlung von Angina pectoris betrachtet. Sein Wirkmechanismus ist von Grund auf anders als der konventioneller Medikamente."

Dies sind exemplarische Tests, die nachgewiesen haben, wie Q10 bei Angina pectoris hilft.

Lebensbedrohende Herzschwäche

Dr. P. H. Langsjoen und seine Kollegen an der Scott and White Klinik der Texas A&M Universität in Temple leiteten ein Experiment, bei dem alle 19 Teilnehmer in höchst bedenklicher Form (Grad III und IV) an extremer Herzschwäche litten. In welch schlechter Verfassung diese Menschen waren, zeigt die Tatsache, daß ursprünglich 25 Schwerkranke mitmachen sollten, doch einer verstarb zu Beginn der Studie und ein anderer wurde zur Herztransplantation angenommen. Vier weitere mußten aus ethischen Gründen ausgeschlossen werden.

Übrig blieben 11 Männer und 8 Frauen, im Durchschnitt 63 Jahre alt, die alle mindestens schon einen Herzinfarkt überstanden hatten. Sie bildeten eine Achter- und eine Elfer-Gruppe. Ihr Q10 Defizit wurde anhand der Blutwerte gemessen. Die erste Gruppe erhielt dreimal täglich 33 mg des Nährstoffes, die andere nur Placebos. Nach 12 Wochen wurde gewechselt.

Jeder der ersten Achter-Gruppe, der mit Q10 behandelt wurde, machte die gleiche Erfahrung: der Co-Enzym-Gehalt des Blutes stieg. Er fiel wieder, sobald Placebos verabreicht wurden. In der zweiten Gruppe der 11 Patienten erhöhten sich die Q10 Werte nur bei einer einzigen Testperson nicht, als man von Placebos auf Q10 umstieg.

Dr. Langsjoen erklärte:

■ „Diese Patienten, denen es ständig schlechter ging und die unter der konventionellen Therapie nur noch zwei Jahre zu leben gehabt hätten, machten insgesamt außergewöhnliche klinische Fortschritte. Das weist darauf hin, daß eine Q10 Therapie wohl das Leben dieser Patienten zu verlängern vermag. Die klinischen Besserungen, die bei 18 von 19 Patienten nach der Behandlung eintraten, zeigten sich durch erhöhte allgemeine Widerstandskräfte gegenüber körperlicher Belastung und durch eine Stärkung der Herzfunktion."

Mit den vorsichtigen Worten eines Wissenschaftlers betonte Dr. Langsjoen, daß ein Q10 Mangel „wahrscheinlich einen Faktor der funktionalen Abnormität" schwerer Herzkrankheit darstelle; es sei „immerhin möglich", darin die eigentliche Ursache chronischer Herzmuskelerkrankungen zu sehen.

Aber geradezu kategorisch war Langsjoen in seiner Zusammenfassung der Testresultate und der Beurteilung von Nebenwirkungen der Q10 Therapie:

■ „Oral verabreichtes Q10 ist eine ungefährliche und wirksame Therapie bei chronischer Herzmuskelerkrankung. Wir denken, daß die bemerkenswerten klinischen

Fortschritte, die bei an Herzmuskelschwäche Erkrankten während der Q10 Behandlung zu beobachten sind, aus den erhöhten Bioenergien herrühren, die wiederum die Verbesserung der Herzfunktion unterstützen."

In Kopenhagen setzten Dr. Mortensen und sein Team frühere Studien fort, indem sie eine kleine Probanden-Gruppe mit weit fortgeschrittener Herzschwäche für die Q10 Therapie aussuchten. An dieser 1984 veröffentlichten Studie nahmen zehn Männer teil. Alle hatten schwerste Herzprobleme – Kandidaten entweder von Grad III oder Grad IV einer Herzmuskelschwäche. Sie bekamen täglich 100 mg Q10 oral. Erste Ergebnisse des Experiments besagten, daß sieben von zehn Personen sehr positiv auf die Q10 Behandlung ansprachen.

Wieder stoßen wir auf diese höchst interessante Korrelation: rund 70 bis 75 Prozent der Herzkranken hilft das Co-Enzym Q10.

Wie Dr. Mortensen berichtete, machten von den sieben Patienten, die drei Monate mit Q10 behandelt wurden, fünf eindeutige Fortschritte - vier von ihnen so sehr, daß man sie in einen niedrigeren Grad der NYHA-Einteilung einstufen konnte. Bedeutsam an dieser Therapie war die Tatsache, daß sie offenbar einen Krankheitszustand „umkehrte", der sich nach klinischen Erfahrungen hätte verschlechtern müssen.

Ein Grad IV Patient zeigte entgegen allen Erwartungen bei seinem sehr bedrohlichen Krankheitsbild „bemerkenswerte" Besserungen. Der Umschwung erfolgte bereits nach drei Wochen der Q10 Behandlung. Seine Q10 Blutwerte stiegen von anfangs 0,95 nach dem ersten Monat auf 2,17 und erreichten am Ende des zweiten Monats 2,73. Das erste Anzeichen der Wirkung von Q10 war, daß die Atembeschwerden, die ihn sogar im Bett peinigten, nachließen und schließlich völlig verschwanden. Er wurde aktiver, konnte leichte körperliche Übungen ausführen und war dabei viel weniger erschöpft als vor der Q10 Therapie. Seine Krankheit konnte zwei ganze Schweregrade auf der Skala zurückgestuft werden – von IV auf II. Zu Recht nannte Dr. Mortensen die therapeutische Wirkung „dramatisch".

Der dänische Wissenschaftler fügte hinzu: „Die Pilotstudie der Q10 Behandlung in den ernsten Fällen von Herzmuskelerkrankung weist einmal auf einen Q10 Mangel im Herzmuskel hin. Zum anderen unterstreicht sie, daß diese Nährsubstanz offensichtlich wirkungsvoll ist, indem sie die Bioenergien stärkt und die Kontraktionsfähigkeit der Herzmuskelfasern erhöht."

Verringerung des Herzoperationsrisikos

Das Füllhorn an Q10 Heilkräften ist sehr breit. Unter den Entdeckungen der Q10 Forschung ragt die Fähigkeit der Vitalsubstanz heraus, Körperorgane und Körperfunktionen auch dann zu schützen, wenn sie Operationsrisiken ausgesetzt sind.

Der Vitalstoff Co-Enzym Q10 wirkt in den Kraftwerken der Zelle – den Mitochondrien. Dort fördert Q10 die Energieproduktion nachhaltig. Vor allem in geschädigtem Zellgewebe, das obendrein einem chirurgischen Eingriff ausgesetzt werden muß.

Eine Studie am Osaka National Hospital in Japan umfaßte 74 Herzpatienten, die im Begriff waren, sich einer Operation am Herz zu unterziehen, um einen Herzklappenfehler zu korrigieren.

Dieser radikale Eingriff bot die Möglichkeit, dem Herzen Gewebeproben zu entnehmen, die dann im Laboratorium ausgewertet werden konnten. Die Patienten teilte man in zwei Gruppen auf: 44 Probanden nahmen vor der Operation eine Woche lang täglich 60 bis 90 mg Q10 ein; die anderen dienten als Kontrollgruppe und wurden nicht mit Q10 behandelt.

Die wichtigste Schlußfolgerung, die aus dieser Studie zu ziehen war:
- *Je ernster die Herzkrankheit, desto mehr verabreichtes Q10 nimmt der Herzmuskel auf.*
- *In kranken Herzen, die nicht mit Q10 behandelt wurden, lag der Spiegel des von Natur aus vorhandenen Vitalstoffes bedeutend niedriger. Und er sank direkt proportional zum Schweregrad des Herzproblems.*

Die von Herzchirurgen entnommenen Gewebeproben entstammten dem rechten Vorhof sowie der rechten und linken Herzkammer. Und sie führten auch zu einer noch nicht vollkommen erklärbaren Beobachtung: das Herz benötigt in den einzelnen Pumpkammern unterschiedliche Mengen an Q10!

Die Forscher berichteten:
- „Die rechten Herzkammern wiesen einen durch-

schnittlichen physiologischen Q10 Wert von 107,3 auf,
- die linken Herzkammern von 79,1 und
- die rechten Vorhöfe von 53,3."

Warum sollte ein Teil des Herzens mehr Q10 benötigen als ein anderer?

Vielleicht weil die linke Kammer der Hauptmotor des Blutkreislaufs ist? Die rechte Kammer dagegen als Zusatzantrieb zur Durchströmung der Lungen und zur Füllung der Hauptkammer wirkt?

Bypass-Operationen

Doch zurück zur Herzchirurgie. Das Gelingen der Korrektureingriffe am Herzen und an den herznahen Gefäßen hängt ganz offenbar stärker von den „Wunder"-Kräften des Q10 ab, als mancher Operateur ahnt.

Bypass-Operationen können Leben retten, indem man dem natürlichen Geflecht von Herzkranzgefäßen neue Venen oder Arterien hinzufügt. Ein drei- oder vierfacher Bypass bedeutet einfach, daß im Herzen drei oder vier Venen aus anderen Körperteilen als Ersatzgefäße verwendet werden, da mehrere Herzkranzgefäße blokkiert sind.

Bypass-Operationen sind nicht besonders kompliziert. Jedoch muß der Brustkorb geöffnet werden, um das schlagende Herz für den Operateur freizulegen – ein traumatischer Prozeß für ein Herz, das ohnehin bereits unter enormem Streß steht.

Die bioenergetische Gesundheit des Herzens gilt als ausschlaggebend für den Erfolg einer Operation und für den Heilungsprozess. Hier setzten Ärzte des Departments für Brustkorb-, Herz- und Gefäßchirurgie an der

Medizinischen Universität Tokio mit einer brisanten Studie an:

Die Chirurgen hatten mit mehreren Herzmedikamenten experimentiert, um das Herz ihrer Patienten auf eine Operation vorzubereiten und um die Chancen der gesundheitlichen Wiederherstellung zu verbessern. Die Ärzte wußten über die bewährten bioenergetischen Effekte von Q10. Also initiierten sie eine Studie zu der Frage, ob und wie Q10 die Chancen eines Patienten erhöht, der sich einer Bypass-Operation unterzieht.

Ein solcher Eingriff stellt die Chirurgen zwangsläufig vor große Probleme. Das Herz leidet gewöhnlich unter mangelnder Blutzufuhr, was zu einer schweren Schädigung eines Herzmuskelbezirks führen kann, bei dem Herzmuskelgewebe aufgrund des ausgeprägten lokalen Sauerstoffmangels abstirbt.

Die Studie, die im Jahre 1984 veröffentlicht wurde, umfasste 42 Herzkranke, die vor einer Bypass-Operation standen. Einige sollten mit Q10 vorbehandelt werden – die anderen, die kein Q10 bekamen, dienten als Kontrollgruppe.

Q10 wurde 24 der 42 Probanden durch Tropfinfusion verabreicht (5 mg Q10 pro Kilogramm Körpergewicht), und zwar in der Nacht vor dem Eingriff und dann noch einmal zwei Stunden vor der Narkose.

Die Resultate? Das Herz der mit Q10 vorbehandelten Probanden war in der akuten Phase nach der Operation in stärkerer und stabilerer Verfassung. Bestimmte Blutwerte, die der Laborchemie eine Schädigung des Herzens anzeigen, lagen in der Q10 Gruppe wesentlich niedriger. Folgerung der Wissenschaftler: Die Wirkung von Q10 setzt höchstwahrscheinlich direkt in den Herzzellen und ihren Mitochondrien an und schützt während der Operation das Herz vor Mangelversorgung.

Dr. Makoto Sunamori von der Medizinischen Universität Tokio fasste zusammen:

■ „Wir fanden, daß die Q10 Behandlung das Volumen und die Strömungsmechanik des Blutes nach der Operation verbessert und stabilisiert. Diese Ergebnisse lassen vermuten, daß die heilende Wirkung, die Q10 auf die Herzleistungsfähigkeit hat, auf dem Schutz der Herzmuskelzellen beruht."

Sunamori hat seine Studien fortgesetzt und 1991 über die jüngsten Ergebnisse in der amerikanischen Fachzeitschrift für Herz- und Gefäßarzneimittel und Therapie „Cardiovascular Drugs and Therapy" berichtet: Sieben Jahre nach der ersten Veröffentlichung wählten die Forscher diesmal 78 Patienten aus, die vor einer Bypass-Operation standen. 60 von ihnen erhielten Q10, die anderen 18 bildeten die Kontrollgruppe. Die in der ersten Studie ermittelten klinischen Fortschritte und Ergebnisse wurden bestätigt. Dr. Sunamori kam zu folgendem Schluß:

■ „Die Resultate legen nahe, daß die Vorbehandlung mit Q10 effektiv die Schwächung der linken Herzkammer verhindert... und die Verletzung des Herzmuskelgewebes verringert."

Künstliche Herzklappen

Der Ersatz kranker Herzklappen stellt selbst in der modernen Chirurgie ein hohes Operationsrisiko dar, besonders dann, wenn der Patient unter einer schweren akuten Herzerkrankung leidet.

Die defekten oder verkalkten Herzklappen werden durch künstliche oder biologische Klappen ersetzt. Um die künstliche Herzklappe einzupflanzen, muß das Herz geöffnet und durch Abklemmen der Adern blutleer gemacht werden. Wenn mehr als eine Prothese benötigt wird, kann die Operation einige Stunden dauern. Natürlich strapazieren solche Operationen das Herz in besonders hohem Maße.

Zu den größten Befürchtungen der Herzchirurgen zählt nicht die Sorge, ob es gelingt, das Herz wieder an seine natürliche lebenserhaltende Blutversorgung anzuschließen, sondern die Befürchtung, ob die Bioenergien des Herzens ausreichen, um das Pumpwerk erneut in Gang zu setzen. Um dem Absterben zuvorzukommen, setzt man Wirkstoffe ein, die die Kontraktionskraft des Herzmuskels mit Energie unterstützen.

Fachärzte von der Abteilung für Herz- und Gefäßchirurgie an der Kyushu Universität in Japan wollten herausfinden, ob die durch Q10 vermittelten bioenergetischen Kräfte das Herz während größerer operativer Eingriffe schützen und ihm danach Auftrieb geben. Bereits seit 1976 war Q10 von dem japanischen Gesundheitsministerium als Mittel mit kontraktionssteigernder Wirkung bei Herzmuskelschwäche anerkannt.

Für diese Studie wurden fünfzig Patienten ausgewählt, die sich zur Herzklappen-Operation angemeldet hatten. Man teilte sie in zwei Gruppen auf, von denen 25 Patienten vor dem Eingriff mit Q10 behandelt wurden, während die anderen die Kontrollgruppe bildeten. Den Q10 Patienten wurde 6 Tage lang vor der Operation 30 bis 60 mg der Vitalsubstanz verabreicht.

Der Schutzeffekt während des Eingriffs wurde als

sehr groß beschrieben. Alle Patienten überlebten, aber die Q10 Gruppe erholte sich deutlich schneller: Von den 25 Operierten benötigten nach dem Abstellen der Herz-Lungen-Maschine nur 10 (= 40 Prozent) kontraktionssteigernde Mittel und lediglich 4 von diesen 10 befanden sich in einem bedrohlichen Zustand.

In krassem Gegensatz dazu waren 18 Patienten der Kontrollgruppe (= 72 Prozent) auf inotrope Medikation angewiesen, und der Zustand bei zwölf von ihnen galt als sehr ernst.

Die Operationsgeschichte eines Patienten der Q10 Gruppe war besonders erstaunlich. Er lag insgesamt 5 Stunden auf dem Operationstisch – länger als jeder andere. Obwohl während der ganzen Zeit seine Aorta, die Hauptschlagader der Körpers, abgeklemmt war, benötigte er gegen Ende des Eingriffs kein die Kontraktionskraft des Herzmuskels stärkendes Medikament! Und diesem Q10 Patienten hatte man nicht nur drei Herzklappen ersetzt, ihm mußte außerdem ein kleiner Einriß in der Aorta vernäht werden. Die Ergebnisse wurden 1982 in der amerikanischen Fachzeitschrift „The Annals of Thoracic Surgery" (Annalen der Brustkorb-Chirugie) veröffentlicht.

Dr. Jiro Tanaka, Mitglied des Forscherteams, bestätigte:

▪ „Das Auftreten des Zustands bedrohlich geringer Herzleistung war unter den Probanden der Q10 Gruppe signifikant niedriger als bei denen der zweiten Gruppe, ungeachtet der Dauer der Aorten-Abklemmung.

▪ In Gruppe zwei war der Prozentsatz der Patienten mit bedrohlich niedriger Herzleistung mehr als zweimal so hoch wie in der Q10 Gruppe während der entsprechenden Zeitabschnitte."

Dr. Tanaka fügte seiner Zusammenfassung hinzu:

■ „Die Ergebnisse der Studie weisen darauf hin, daß vor einer Operation verabreichtes Q10 die Widerstandsfähigkeit menschlicher Herzen gegenüber Mangeldurchblutung steigern kann.

Indikator dafür ist der signifikant seltener auftretende Zustand niedriger Herzleistung nach einer Operation am offenen Herzen."

Schwerpunkt der Q10 Forschung war bisher vorwiegend das Herz – und nun belegt die Herzchirurgie ergänzend die schützenden Kräfte dieser Vitalsubstanz bei Operationen. Doch warum setzt man heutzutage Q10 nur in Herzkliniken und nur bei Herzoperationen ein, nutzt das heilende Q10 Potential nicht auch bei anderen Eingriffen? Der Grund ist ganz einfach: Herzchirurgen sind mit dem Wirkungsvermögen des Co-Enzyms Q10 bisher noch am besten vertraut.

Risikosenkung bei Medikamenten

Die ärztliche Ethik verbietet es, Patienten bewährte Medikamente vorzuenthalten, die vielleicht große Erleichterung verschaffen könnten. Mag der Arzt einem neuartigen Präparat noch so sehr vertrauen, er darf ein eingeführtes, möglicherweise lebensrettendes Arzneimittel auch dann nicht absetzen, wenn es vorerst noch keine Wirkung gezeigt hat.

Der Forscher versucht daher, Patienten auszuwählen, die auf alle herkömmlichen Behandlungen nicht ansprechen. Sie erhalten nach genauen Richtlinien das neue Präparat als Zusatztherapie.

So verfuhren auch Wissenschaftler der Abteilung für Innere Medizin an der Kyoto Universität in Japan mit Herzpatienten. Fünfzehn von ihnen wurden in eine Studie einbezogen, die von November 1980 bis März 1981 lief. Unter verschiedenen Formen von Herzschwäche leidend, hatten die meisten schon zwei oder drei Krankenhausaufenthalte hinter sich. Auf konventionelle Therapien reagierten sie nicht mehr.

Während des Testes erhielten alle diese fast hoffnungslos Kranken erst Placebos und später täglich 90 mg Q10 – oder umgekehrt. So konnte man exakt messen, welche Therapie überlegen war.

Die untersuchenden Mediziner berichteten von ungewöhnlichen Besserungen. Hier zwei Fallbeispiele, die von den Forschern als „repräsentativ" für diese Studie bezeichnet wurden:

- Fall Y.M.: 56jähriger Mann. Mehrere Male stationär behandelt wegen wiederholt auftretender Herzrhythmusstörungen, Herzschwäche und Angina pectoris. Eine konventionelle Behandlung sprach nicht an. Untersuchungsbefund: drei Gefäße schwer geschädigt, laut EKG Herzmuskelarbeit bedrohlich unregelmäßig. Nach Q10 Behandlung Rückkehr des Herzschlags in normale Bereiche, Herzminutenvolumen und Herzschlagvolumen verbessert. Vor der Behandlung die meiste Zeit bettlägerig gewesen, nach der Therapie Krankenhausbesuche nur noch als ambulanter Patient.
- Fall F.M.: 45jähriger Mann mit typischen Angina pectoris-Erscheinungen. Zwei Hauptherzgefäße vollständig blockiert, doch kein Herzmuskelinfarkt, da Um-

gehungs-Kreislauf noch intakt. Nach Q10 Behandlung enorme Fortschritte im Belastungstest, bedeutende Verbesserungen auch des Herzminuten- und des Herzschlagvolumens.

Resümee der Forscher im Hinblick auf die durch Q10 erzielten Erfolge:

„Die Verabreichung von 90 mg Q10 täglich scheint eine sichere und vernünftige Ergänzung der Therapie des kranken Herzmuskels zu sein."

Eine wesentliche Verbesserung erbrachte Q10 in Verbindung mit lebensrettenden Herzmedikamenten. Schwer Herzkranke müssen mit hochdosierten chemischen Präparaten behandelt werden, um das Befinden zu stabilisieren. Wissenschaftler fanden heraus, daß man durch die zusätzliche Verabreichung von Q10 die Menge der stabilisierenden Herzmittel verringern kann und trotzdem die gleichen positiven Therapieergebnisse erzielt.

Der große Vorteil dieser zusätzlichen Q10 Einnahme: Dem Patienten wird weniger pharmazeutische Chemie zugemutet. Viele solcher Präparate haben Nebenwirkungen, die andere Körperorgane stark belasten. Kombiniert man Q10 und Herzmedikamente, dann nehmen also die gefährlichen Nebenwirkungen ab – oder treten überhaupt nicht auf.

Lebensverlängernde Q10 Therapie

Wenn eine Behandlung selbst bei schwersten Herzerkrankungen noch nach 5-8 Jahren zu positiven Ergebnissen führt, ist das ein überzeugender Beweis für die Wirksamkeit von Q_{10}.

In seinen 1991 veröffentlichten Studien bestätigt der bekannte amerikanische Wissenschaftler Dr. W.V. Judy vom Vincent Hospital in Indianapolis (USA) die Herzwirkung von Q_{10}.

Dr. Judy behandelte jeweils 3 Monate, 59 Monate und 8 Jahre lang Patienten der NYHA-Klasse IV, also Personen mit schwerster Herzerkrankung.

Ergebnisse nach 3-monatiger Q_{10}-Behandlung

Nach einer Behandlungszeit von 90 Tagen mit Q_{10} besserte sich der Herzzustand durch die Zunahme der Herzleistung so, daß alle Patienten der NYHA-Klasse IV der NYHA-Klassen III oder II zugeordnet werden konnten. Wurde jedoch die Q_{10} Einnahme von 100 mg/Tag unterbrochen, verschlechterte sich die Herzleistung dramatisch.

3 Monate Kurzzeitbehandlung mit Q_{10} (n=31):

NYHA-Klasse (*)	Einstufung der Patienten		
	vor Q_{10} Einnahme	nach Q_{10} Einnahme	nach 3-mon. Aussetzen der Q_{10} Einnahme
I	0	0	0
II	0	10	1
III	0	21	8
IV	31	0	22

Tab. 10

*) NYHA-Klasse:
I = leichte Herzkrankheiten
II = mittlere Herzkrankheiten
III = schwere Herzkrankheiten
IV = schwerste Herzkrankheiten

Weitere Ergebnisverbesserungen mit Q10 nach 5 Jahren

In einer Q10 Langzeitstudie über 59 Monate wurde eine noch beeindruckendere Besserung von Herzzustand und Herzleistung beobachtet.

Die Mehrzahl der Patienten, die 100 mg/Tag Q10 erhalten hatten, konnten aus der NYHA-Klasse IV in die Klasse II zurückgestuft werden. Wurden die Q10 Gaben jedoch ausgesetzt, kam es bei diesen Patienten wiederum zu einer wesentlichen Verschlechterung der Herzleistung und des allgemeinen Gesundheitszustandes.

Bedeutungsvoll ist zur Erklärung des Rückfalls die Änderung des Q10 Blutspiegels während des Studienverlaufs. So war dieser unter Einfluß von Q10 nach Beendigung der Behandlung mit Q10 um 303 Prozent erhöht und nach einem 4-monatigen Aussetzen der Q10 Einnahme sogar leicht unter den Ausgangswert vor Behandlungsbeginn abgesunken.

Die Ergebnisse der Langzeitstudie machen deutlich:

- *daß Q10, über einen langen Zeitraum eingenommen, das Herz zuverlässig vor Herzinfarkt schützt und die Herzleistung deutlich im Vergleich zu einer Q10 Kurzzeitbehandlung verbessert,*
- *nach dem Aussetzen von Q10 Gaben kommt es zu starken Rückfällen,*
- *Herzpatienten sollen zur Herzinfarkt-Therapie Q10 über einen langen Zeitraum – u.U. ein Leben lang – einnehmen.*

59 Monate Langzeitbehandlung mit Q10 (n=31):

NYHA-Klasse (*)	Einstufung der Patienten		
	vor Q10 Einnahme	nach Q10 Einnahme	nach 3-mon. Aussetzen der Q10 Einnahme
I	0	6	0
II	0	21	10
III	0	4	9
IV	31	0	12

*) siehe auch Erklärung wichtiger Fachausdrücke Seite 131 *Tab. 11*

Die wichtigste Erkenntnis von Dr. Judy ist, daß Q10 ein Leben lang als Ergänzung zur Nahrung genommen werden muß, um einem Q10 Defizit vorzubeugen, denn Q10 sei eben kein Medikament, das eine Krankheit heilt.

Durch zusätzlichen Q10 Verzehr wird die durch Q10 Unterversorgung bedingte Funktionsstörung des Körpers nur solange beseitigt, wie Q10 ausreichend vorhanden ist. Nach Absetzen der zusätzlichen Q10 Einnahme tritt somit eine Q10 Unterversorgung wieder ein und die Funktionsstörungen beginnen erneut.

Dies sei die Erklärung für die im allgemeinen wesentliche Verschlechterung des Gesundheitszustandes nach Beendigung der Q10 Einnahme.

8 Jahre Q10 Langzeitbehandlung an 180 Patienten

Auf dem Internationalen Q10 Symposium 1990 in Rom stellte Dr. W.V. Judy die Ergebnisse einer achtjährigen Q10 Langzeitbehandlung von Herzinfarktpatienten vor. Hierbei wurden 180 Patienten der NYHA-Klasse IV (= schwerste Herzinsuffizienz) auf zwei Gruppen zu je 90 Patienten verteilt. Alle Patienten hatten bis zu diesem Zeitpunkt herkömmliche Herzmedikamente erhalten. Die Patienten einer Gruppe erhielten zusätzlich zu ihren Herzmedikamenten 100 mg Q10 täglich.

Auf die Q10 Behandlung sprachen 70 Patienten (= 78 %) von 90 Patienten (= 100 %) an. Zwölf Patienten verstarben bereits innerhalb von 2-30 Tagen nach Behandlungsbeginn aufgrund ihres fortgeschrittenen schlechten Allgemeinzustandes.

Die Zahl der überlebenden Patienten war wesentlich größer in der mit Q10 behandelten Gruppe als in der Kontrollgruppe, die nur mit herkömmlichen Herzmitteln behandelt wurde. Hier waren nach 6 Jahren alle Patienten verstorben. Überraschend war, daß noch 8 Jahre nach der Q10 Behandlung die Überlebensrate der Patienten, die auf Q10 ansprachen, noch 36 % betrug. Eine geringere Infarktneigung, Zunahme der Herzleistung und Besserung des allgemeinen Gesundheitszustandes wurden bereits nach einer kontinuierlichen Q10 Gabe innerhalb von 12 Monaten beobachtet.

Dr. Judy faßt diese beeindruckenden Ergebnisse der 8-Jahresstudie zusammen:

„Die Steigerung der Herzleistung, die verminderte Herzinfarktneigung und die verlängerte Überlebenszeit nach einer Q10 Behandlung von Herzpatienten der NYHA-Klasse IV im Vergleich zu Patienten, die nur mit herkömmlichen Herzmitteln behandelt werden, ist der Beginn einer

neuen Epoche in der Behandlung von Herzmuskelerkrankungen infolge von Energiemangel und Fehlfunktion des Herzmuskels. Die niedrigen Q10 Blutspiegel bei gleichzeitig reduzierter Herzleistung und das Ansprechen der Herzmuskelzellen auf Q10 deuten darauf hin, daß Herzinsuffizienz, koronare Herzkrankheit und Infarktneigung nicht nur durch einen chronischen Bluthochdruck und Sauerstoffmangel (Ischämie) ausgelöst werden. Ein chronischer Mangel an Q10 könnte dafür verantwortlich gemacht werden."

8 Jahre Langzeitbehandlung mit Q10 (n=180):

Patientengruppe	Anzahl der Herzinfarkt-patienten	Überlebensrate (%) Anzahl Jahre							
		1	2	3	4	5	6	7	8
Kontrollgruppe (*1)	90	54	26	16	6	1	0	0	0
mit Q10 behandelte Patienten (*2):									
▶ alle Patienten	90	73	65	58	50	47	36	31	29
▶ Patienten, die auf Q10 ansprachen	70	94	84	76	62	50	42	38	36

*1) Kontrollgruppe: Einnahme nur Herzmittel

Tab. 12

*2) mit Q10 behandelte Patienten: Einnahme Herzmittel und zusätzlich 100 mg Q10/Tag

Unter Leitung von Dr. Mortensen in Kopenhagen wurden die Ergebnisse von Dr. W.V. Judy bestätigt, daß gesundheitliche Fortschritte langfristig aufrecht erhalten werden können – selbst bei hochgradig Herzkranken, denen die besten herkömmlichen Therapien und Medikamente nicht zu helfen vermochten.

Wie aus seiner wissenschaftlichen Veröffentlichung Ende 1985 hervorgeht, waren an diesem Forschungsprojekt zwölf Patienten beteiligt, die im Krankenhaus der dänischen Stadt Aarhus lagen. Diesen Patienten einer fortgeschrittenen Herzschwäche gab man täglich zu ihren Mahlzeiten 100 mg Q10. Wie Dr. Mortensen betont, hatte „die klassische Therapie mit Diuretika und Digitalis bei allen Patienten versagt."

Die ersten Bestätigungen der Q10 Effizienz zeigten sich nach durchschnittlich 30 Tagen. Denn während dieser Zeit zeigten 8 von 12 Patienten deutliche Besserungen. „Die Patienten fühlten sich weniger erschöpft, sie waren allgemein körperlich stärker belastbar und Atemstörungen verschwanden", notierte Dr. Mortensen. „Die Blutstauung in der Leber ging deutlich zurück. Die Herzfrequenz fiel eindeutig. Und eine deutliche Reduzierung des Umfangs der linken Hauptschlagader wurde registriert, was auf eine verringerte Nachbelastung der linken Herzkammer hinweist."

Darüber hinaus bewies die Überprüfung der Herzleistung eine deutliche Kräftigung des Herzmuskels.

Um jeden Zweifel auszuschließen, daß diese Erfolge dem Q10 zu verdanken waren, begannen die Forscher, ausgewählten Patienten die Q10 Therapie zu entziehen. Die Folgen waren dramatisch. Die Verfassung der behandelten Herzen fing sofort an, sich zu verschlechtern. Die Q10 Behandlung mußte unverzüglich wieder aufgenommen werden.

Dr. Mortensen bekräftigte:

▪ „Der vorübergehende Entzug von Q10 hatte ernste klinische Rückfälle zur Folge; mit Wiederaufnahme der Q10 Verabreichung besserte sich das Befinden sofort. Dies unterstützt die Annahme, daß die Behandlung dieser Patienten mit Q10 deren Herzschwäche korrigiert sowie die Herzmuskelaktivitäten steigert. Daher scheint sich Q10 als wirkungsvolles therapeutisches Mittel bei Fällen fortgeschrittener Herzschwäche zu erweisen. Dies ist eine interessante Umgehung der traditionellen Therapieprinzipien: Der Herzmuskel wird direkt unterstützt, indem man die vermutlich zugrundeliegenden Fehlfunktion, resultierend aus den erschöpften Bioenergien der Mitochondrien, behebt."

Die dänischen und amerikanischen Forscher waren in dem siebenmonatigen Untersuchungszeitraum Kronzeugen dramatischer Besserungen geworden – ohne den Verlust eines einzigen Menschenlebens.

V

Weitere Ergebnisse der Q10 Forschung

Q10 reduziert Dauerschäden bei Herzanfällen. ▶ Mit Q10 Herzmuskel-Ischämie vorbeugen. ▶ Deutliche Steigerung der Abwehrkräfte des Herzgewebes. ▶ Vit. E schützt Q10 vor Oxydation und stützt seine Wirksamkeit. ■

Q10 schützt das Herz bei Sauerstoffmangel

Bereits ein Experiment beantwortet die Frage, wie Q10 den Zellen des Herzmuskels hilft, die durch Sauerstoffmangel – etwa während einer Herzattacke – geschädigt sind. Die Beantwortung dieser Fragestellung ist so wichtig, daß sich japanische Wissenschaftler des Departments für Medizin an dem Medizin-College des Verteidigungsministeriums und Experten der Tsukuba-Forschungslaboratorien zusammenfanden.

Herzzellen, selbst wenn sie einzeln isoliert werden, schlagen immer nach dem Rhythmus des gesunden Herzens. Japanische Wissenschaftler hatten nämlich ein Verfahren entwickelt, mit dem sich ischämische Herzmuskelschäden in bestimmten tierischen Herzzellen vervielfältigen ließen; an ihnen konnte man dann modellhaft ablesen, was auch im menschlichen Herzen geschehen würde.

Tierische wie menschliche Herzen sind zum Überleben gleichermaßen auf das Co-Enzym Q angewiesen. Sie unterscheiden sich zwar in der Größe und anderen Faktoren, aber alles in allem liefern sie höchst wertvolle Informationen, die zwingende Rückschlüsse auf menschliche Organe erlauben.

Die Herzzellen von Mäusen wurden in eine lebenserhaltende Lösung gegeben. In diesem Milieu setzten sie den gesunden Herzschlag fort, so als seien sie weiter Teil eines Herzens. 48 Stunden lang durften sie sich der neuen Umgebung anpassen, dann bremste man nach und nach die Sauerstoffzufuhr. Konsequenz: Die Zellatmung, ein entscheidender Teil des bioenergetischen Prozesses, wurde gehemmt. Ein Experiment also, das akkurat die Situation eines Herzanfalls wiedergibt, der dem Herzmuskel und seinen Zellen Sauerstoff entzieht.

Dieses Forschungsprojekt verglich die Wirkung von Q10 mit der eines bekannten Medikaments zur Herzstimulierung. Die erste Phase des Experiments ähnelte der Behandlung eines sich entwickelnden Herzanfalls. Im zweiten Abschnitt prüfte man, ob Q10 irgendwelche heilende Wirkungen gezeigt hatte, um die Herzzellen vor weiterer Schädigung zu schützen, als diese ohne Sauerstoff auskommen mußten.

Während die Zellen durch den Sauerstoffmangel im Begriff waren, abzusterben, bekamen sie erst das Medikament und später Q10. Was die Wissenschaftler unter dem Mikroskop entdeckten, war erstaunlich:

- Mit dem Einsatz des bekannten Medikaments sanken die Schläge der Zellen fünf Minuten lang auf fast 83

Schläge pro Minute ab, stiegen wieder und pendelten sich auf 102 Schläge während der folgenden 60 Minuten ein.

■ Dann wurde Q10 in den Konzentrationen 100, 200 und 400 Mikrogramm pro Milliliter zugeführt. Die Schlagzahl erhöhte sich in imponierender Abhängigkeit von der Dosierung: sie sprang auf 129, 144 und 161 – genau wie die Q10 Gaben gesteigert worden waren.

Der Nährstoff beeinflußte also eindeutig die Fähigkeit der einzelnen Herzzelle, ihre Schlagkraft zu erhöhen, um, wie man annehmen muß, auch den letzten Rest Sauerstoff zu nutzen.

Doch die Forscher fanden noch mehr heraus. Vor dem Sauerstoffentzug beobachteten sie durchschnittlich zwei unregelmäßige Schläge pro Minute. Als die Wirkungen eintraten, erhöhte sich die Zahl der irregulären Schläge nach 30 Minuten auf 5 und nach einer Stunde auf 7.

Offensichtlich forderte der Sauerstoffmangel seinen Tribut: Er ließ die unregelmäßigen Schläge so stark ansteigen, daß ein reales Herz nicht mehr länger rhythmisch hätte pumpen können und schließlich versagen mußte.

Aber dann wurde Q10 eingesetzt. Die irregulären Herzschläge nahmen drastisch ab und kehrten zum Normalwert von etwa 2 pro Minute zurück. Resümee der Forscher:

„Unter den Bedingungen eines Herzanfalles stärkt Q10 nicht nur die Herzzellen funktional, es bewahrt sie auch vor weiterer Schädigung durch fehlenden Sauerstoff."

Wie ist der Schutz durch Q10 zu erklären?

Die Forscher bieten dafür zwei Theorien an: Eine Auffassung ist, Q10 setzt direkt in den Mitochondrien an. Es wirkt, indem es die Abfolge der energieliefernden Atmungsprozesse ändert, indem es entweder Energie spart oder den Sauerstoffbedarf reduziert und auf diese Weise das Absterben des Zellgewebes verhindert. Nach anderer Auffassung könnte Q10 direkt auf die Membrane der einzelnen Herzzellen einwirken. Es dichtet sie gegenüber den mörderischen toxischen Chemikalien ab, die sich als Folge der Hypoxie in den Zellgeweben aufbauen.

Mit der segensreichen Schutzfunktion des Q10 befaßten sich ähnliche Untersuchungen der Medizinischen Fakultät an der Jikei Universität und dem Yamanashi Medizin-College in Japan. Lebende Herzen und Lungen wurden im Tierversuch durch künstliche Beatmung am Leben gehalten. So konnten die Forscher den Blutfluß kontrollieren und eine Mangeldurchblutung im Herzen (Ischämie) auslösen.

Was sie entdeckten, spricht ebenfalls für die Wahrscheinlichkeit, daß Q10 die Zellmembranen der Herzmuskulatur schützt: nur Herzen, die mit Q10 behandelt waren, überstanden den ischämischen Prozeß ohne nennenswerte Schädigung.

Ein anderes Experiment verglich die Wirkungsweise von Q10 mit dem Wirkstoff Methylprednisolon (MP). Er ist für zweierlei bekannt: er hilft, Ischämieschäden gering zu halten und unterstützt das Herz bei der Genesung. Die Muskelfasern des geschädigten Herzgewebes geben einen spezifischen Faktor – bekannt als Creatinkinase (CK II) – in den Blutkreislauf. Und je höher der Spiegel dieser Substanz nach einem Herzanfall, desto größer das Ausmaß des Schadens am Herzmuskel.

Forscher der medizinischen Fakultät der Tokioter Universität wandten sich 30 Versuchshunden zu und teilten sie in drei Gruppen. Zehn dienten als Kontrollgruppe, eine zweite Gruppe erhielt Q_{10}. Die übrigen behandelte man mit dem Medikament MP. Die Blutwerte wurden dauernd gemessen.

Die Überraschung war, daß die mit Q_{10} Behandelten viel niedrigere Werte des einen Gewebeschadens signalisierenden Faktors aufzeigten. Über zehn Tage hinweg betrug der Faktor der CK II-Freisetzung in der

- Kontrollgruppe 1212,
- MP-Gruppe 1129,
- Q_{10} Gruppe 814.

Ein Zeichen, daß die durch Q_{10} geschützten Organe den Herzanfall mit viel geringeren Schäden am Herzmuskelgewebe überstanden hatten.

Nach dem Schlußbericht der Wissenschaftler hatte Q_{10} dazu beigetragen, die Ausdehnung der Schäden in Grenzen zu halten und den Gewebeverlust, der sonst eingetreten wäre, dramatisch zu reduzieren.

Forscher am Institut für Herz-Brustkorb-Erkrankungen der Londoner Universität veröffentlichten 1980 eine Studie, wonach sie auch die Möglichkeiten des Herzschutzes getestet hatten. Vor Beginn der Versuchsreihe bekamen einige Tiere 7 Tage lang Q_{10} Ergänzungen verabreicht. Höchst aufschlußreich die Schlußfolgerungen des Versuchsleiters Dr. Winifred G. Nayler:

- „Unsere Ergebnisse zeigen, daß sich das Q_{10} prophylaktisch einsetzen läßt, um den Herzmuskel vor

Ischämieschäden zu bewahren."

Das „American Journal of Cardiovascular Pharmacology" publizierte im Jahre 1982 Experimente, die erneut das Vermögen von Q10 bestätigten, die Folgen eines Sauerstoffmangels vom Herzen abzuwehren.

Die Zusammenfassung in der Zeitschrift:

■ „Diese Ergebnisse weisen darauf hin, daß die vorausgegangene und wiederholte Q10 Verabreichung den Herzmuskel vor Funktionsstörungen durch Sauerstoffmangel (Hypoxie) schützt.

Sie legen nahe, daß Q10 eine positive Wirkung auf den Stoffwechsel des Herzmuskels ausübt."

Hunderte von Versuchen haben bewiesen:

> ▸ *„Q10 reduziert den Umfang der Dauerschädigung, den das Herz durch einen Anfall erleidet.*
> ▸ *Q10 schützt das Organ."*

Q10 wirksamer durch Vitamin E

Vitamin E und seine Rolle zum Schutz der Körperzellen ist bekannt. Nun fand man einen Schlüssel zu einer Erklärung der Vitamin E-Wirkung im Zusammenspiel mit Q10: Vit. E ist ein Antioxydans. D.h., es schützt Q10 vor den negativen Einflüssen der sog. freien Radikalen, aggressiven Stoffen, die in den Stoffwechselprozeß eintreten.

In einer Studie der Fakultät für Mikrobiologie an der Colorado State University bestätigt Dr. R.H. Heinzerlings: „In einigen Untersuchungen haben wir eine erhöhte Synthese von Q10 beobachtet, die auf einer Aktivierung durch das Vitamin E zurückzuführen ist, welche wiederum zu einem effektiveren Stoffwechsel der Zellen führt. Mit dieser Wirkungsweise könnte auch erklärt werden, warum Vitamin E auf so viele verschiedene Zellen oder Zellfunktionen Einfluß hat – beziehungsweise zu haben scheint."

Dies wurde auch von Wissenschaftlern des A.V. Palladin Institutes für Biochemie von der Wissenschafts-Akademie in Kiew, UDSSR, bereits 1972 bestätigt. Dr. H. V. Donchenko verglich die Wirkungsweise von Vitamin A und Vitamin E und kam zu dem Ergebnis, daß nur Vitamin E die Q10 Biosynthese fördert. In Tierversuchen entdeckte er, daß Vitamin E den Q10 Gehalt der Leber um 30,2 und den der Nieren um 12,8 Prozent erhöht.

In einer von I. Müller-Steinwachs, L.P. Anda und F. Zilliken, Institut für Physiologische Chemie der Medizinischen Fakultät der Rheinischen Friedrich-Wilhelms-Universität, Bonn, im Jahre 1986 durchgeführten Studie verbesserten sich bei 6 Patienten, die an einer Herzinsuffizienz des Stadiums II bis III (nach NYHA) litten, das Herzminutenvolumen um 56% und das Schlagvolumen um 90% bei Verabreichung von Q10 plus Vit. E im Vergleich zur alleinigen Einnahme von Q10.

VI

Die Q10 Geschichte

Hoher Preis für Q10 schränkte Forschung ein. ▶ Japan weltweit führend. ▶ Fermentation reduziert Q10 Preis um das Tausendfache. ▶ Auch in Rußland Q10 Herstellung in Vitaminkombinat. ▶ Q10 ist als Nahrungsergänzung in vielen Kontinenten und Staaten erhältlich. ■

Während der frühen Q10 Forschung war das Rinderherz als einzige zuverlässige Q10 Quelle bekannt. Die schwierigen Beschaffungsmöglichkeiten und hohen Kosten bremsten die Forschungsaktivitäten jedoch. Die Kosten für ein Gramm – ungereinigtes – Q10 aus Rinderherzen betrugen rund 1000 $. Der gesamte Q10 Gehalt unseres Körpers beträgt ca. 2 Gramm.

Dr. Karl Folkers frühen Experimenten zum Wirkungsbeweis von Q10 folgend, entwickelten Wissenschaftler eine komplizierte Methode der chemischen Synthese und Mengenproduktion von Q10 bis hin zum Patent. Auch diese Kosten waren enorm hoch.

Bereits in den frühen 70er Jahren trumpften japanische Wissenschaftler mit einer verblüffenden Technologie auf, durch die große Mengen natürliches Q10 kostengünstig erzeugt werden konnten. Den Schlüssel zu diesem Durchbruch fanden die Molekularbiologen in der Tabakpflanze.

So hochkompliziert dieser Prozeß auch war, die Forscher brachten es fertig, aus der Tabakpflanze eine ungewöhnliche Substanz zu isolieren: Sie stellte die charakteristische Q10 Seitenkette von 50 Kohlenstoffatomen bereit.

1974 wurde die industrielle Produktion von Q10 aufgenommen, wozu Tabakreste verwendet wurden. Obwohl die Vorräte an Q10 immer noch relativ beschränkt waren, genügten sie, um weitere medizinische Untersuchungen des Nährstoffs zu ermöglichen. Das hergestellte Q10 Rohmaterial wurde in ein pharmazeutisches Produkt umgewandelt – in der erforderlichen Reinheit für klinische Tests.

Dann, 1977, ereignete sich eine weitere technologische Umwälzung. Japaner entdeckten einen Weg, um durch Fermentation (Gärung) Q10 erzeugen zu können. (Dieselbe Methode wendet man heute an, um zu einem Bruchteil der früheren Kosten die Mehrzahl aller Antibiotika zu erzeugen, die weltweit in Gebrauch sind. Viele Antibiotika, die Markenzeichen westlicher Pharmaunternehmen tragen, sind „Made in Japan".)

Bald danach wurde Q10 in großen Mengen angeboten. Der Rohstoff-Preis für Q10 sank rapide, innerhalb von fünf Jahren von 1000 Dollar pro Gramm auf weniger als 10 Dollar! Auch heute noch wird Q10 in Japan nach strengsten Reinheits-und Qualitätskontrollen hergestellt.

Dazu Dr. Karl Folkers: „Als Fermentation die Produktion von gößeren Mengen erlaubte, konnte endlich die klinische Anwendung von Q10 erforscht werden, ohne daß immer wieder der Vitalstoff ausging. Das erklärt die große Zeitspanne zwischen der chemischen Entdeckung des Q10 und dem gesicherten Nachweis seiner Heilkraft. In der Biochemie ist Q10 relativ alt, in der Medizin dagegen ist Q10 relativ neu."

In Rußland wurde eigens ein Co-Enzym Q Forschungsinstitut geschaffen. Das gigantisches Industriekombinat „Vitamin" in Kiew stellt fleißig verschiedene Co-Enzym Qs her – ausschließlich für Forschungszwecke.

Heutzutage ist Q10 in den USA eine Selbstverständlichkeit geworden und überall zu haben, nicht als verschreibungspflichtiges Medikament, sondern als Nahrungsergänzung u.a. in Supermärkten und Apotheken. Auch in Großbritannien, Holland, Dänemark und Schweden wird Q10 längst in den Vitaminregalen als Nahrungsergänzung für ein breites, aufgeklärtes Publikum angeboten.

Nachwort

Wissenschaftler und Millionen Menschen in aller Welt erkennen gemeinsam die Entdeckung und Anwendung der Nahrungsergänzung Co-Enzym Q10 als einen großen Beitrag für den Schutz des Herzens und zur wirkungsvollen, natürlichen und nebenwirkungsfreien Unterstützung der Herztätigkeit an. Besonders in der zweiten Lebenshälfte wird Q10 eines Tages so selbstverständlich werden, wie vitamin- und mineralstoffreiche Nahrung und Getränke für unsere Gesundheit.

VII
Anhang

Dank und Anerkennung

Die Autoren möchten ihren Dank und ihre Anerkennung der Pionierarbeit von Dr. Karl Folkers, dem wahren „Vater“ der Co-Enzym Q Forschung in den USA, Europa und Japan aussprechen. Seine mutigen und überzeugenden Studien der Wirkung des Co-Enzyms Q wurden durch seine Forschungen und seine wissenschaftlichen Erkenntnisse zu einem guten Vorbild. Ohne Karl Folkers zahllose Beiträge zum derzeitigen Wissen über das Co-Enzym Q und seine konstanten hartnäckigen Versuche, andere auf die Möglichkeiten und Leistungsfähigkeit dieses Nährstoffes aufmerksam zu machen, wäre es wahrscheinlich, daß die Co-Enzym Q Forschung heute noch in den Anfängen stecken würde.

Wir möchten dem Nationalen Institut für Untersuchungen von Alterserscheinungen, dem Nationalen Institut für Allergien und Infektionskrankheiten, dem Nationalen Institut für Herz-, Lungen- und Bluterkrankungen, dem Nationalen Krebsintitut, der Amerikanischen Herzvereinigung und der Amerikanischen Zahnärztevereinigung für ihre informative Hilfe danken. Würdigung, Anerkennung und Dankbarkeit sei ebenso dem FDA (Ernährungs- und Arzneimittelverwaltung der USA) für die Beschaffung und Bereitstellung von Informationen ausgesprochen.

Außerdem möchten wir den Mitarbeitern des American Chemical Society News Service danken, insbesondere Nancy Enright für ihre schnellen und professionellen Literatur-Recherchen über das Co-Enzym Q.

Diese Würdigung und Danksagung wäre nicht vollkommen, ohne die selbständigen Mitarbeiter Adele Leone und Richard Monaco zu erwähnen, welche uns unentwegt gemeinsam mit „Bantam" unterstützten. Ebenso sei Collen O'Shea gedankt, da sie immer die Vorteile und Nutzen des Co-Enzyms für den Gesundheitszustand des menschlichen Körpers verstand.

Zu guter Letzt sind wir Mickey Crean für ihre Hilfe bei der Forschungsarbeit, ihre Unterstützung sowie für ihre Geduld und Toleranz während der Vorbereitung zu Dank verpflichtet.

Erklärung wichtiger Fachausdrücke

*) siehe auch dort

Adenosintriphosphat (ATP): Lieferant und Speicher der Zellenergie, wird für energiebedürftige Prozesse in der Zelle verbraucht und mit Hilfe u. a. von Co-Enzym Q10 aus der Nahrung wieder aufgebaut.

Angina pectoris: Engegefühl in der Brust (Brustenge), meistens als Folge von Verengung und Verkalkung der Herzkranzgefäße; gewöhnlich durch körperliche Überanstrengung oder starke Gemütsbewegungen ausgelöst.

Antibiotikum (Mehrz.: Antibiotika): natürliche Stoffwechselprodukte von *Mikroorganismen, die spezifisch in den Stoffwechsel von Krankheitserregern eingreifen und diese dadurch abtöten können; erster Vertreter war Penicillin.

Antioxidantien: schützen die Zellmembranen vor sogenannten „freien Radikalen“, aggressiven Stoffen, die im Stoffwechselprozeß entstehen. Antioxidanten, z.B. Q10, nehmen den überschüssigen Sauerstoff auf und machen die freien Radikale unwirksam, sie wirken so als „Radikalenfänger“.

Aorta: Hauptschlagader der Körpers. Führt aus der linken Herzkammer in ihren Verästelungen zu Kopf/Gehirn und zu Brustkorb- und Bauchorganen.

Arrhythmie: *Herzrhythmusstörung, Unregelmäßigkeit der Herzschlagfolge.

Arterien: pulsierende, vom Herzen wegführende Blutgefäße (sauerstoffreich, Blut ist hellrot).

Arterienverkalkung (Arteriosklerose): Verhärtung und Verformung der Arterienwand durch Ablagerungen

(Plaques) und damit Verengung der Arterie mit Behinderung des Blutflusses.

Belastungs-EKG: *Elektrokardiogramm unter körperlicher Belastung (auf Fahrrad oder Laufband).

Bioenergien: energetische Prozesse in der Körperzelle.

Biopsie: Entnahme von Gewebeproben am Lebenden zur mikroskopischen Untersuchung.

Bluthochdruck: Hypertonie, liegt vor bei Werten von über 160/90 mm Hg. Man vermutet, daß hoher Blutdruck die Gefäßinnenwand schädigt und die Arteriosklerose fördert.

Bypass: chirurgisch angelegte Umgehungsverbindung (Koronar-Bypass) im Bereich der *Herzkranzgefäße (*Koronararterien) bei Verengung oder Verschluß.

Cholesterin: fettähnlicher Stoff, der in den Zellmembranen enthalten ist (Normalwert im Blut für das Gesamtcholesterin maximal 200 mg/dl). Cholesterin ist im LDL- und HDL-Cholesterin enthalten. LDL-Cholesterin ist der Risikofaktor und lagert sich in den Gefäßwänden ab (Normalwert maximal 155 mg/dl). Das HDL-Cholesterin, auch gutes Cholesterin genannt, transportiert das LDL-Cholesterin aus den Gefäßwänden ab. Der Normalwert bei Männern liegt bei über 35 mg/dl und bei Frauen bei mehr als 45 mg/dl.

Co-Enzym: Vitaminähnliche Substanz, die an vielen Enzymreaktionen beteiligt ist.

Co-Enzym Q: Es gibt zehn verschiedene Co-Enzym Qs, Q_1 bis Q_{10}. Diese sind in den Lebensformen Pflanze, Tier und Mensch verbreitet. Das einzige, für den Menschen bedeutsame Co-Enzym Q ist das am höchsten bewertete Q_{10}.

Co-Enzym Q_{10}: Co-Enzyme sind Stoffe, die durch ihre

bloße Anwesenheit eine biochemische Reaktion in Gang setzen, beschleunigen und in eine bestimmte Richtung lenken. Im Gegensatz zu Enzymen werden Co-Enzyme jedoch verbraucht und müssen daher ständig erneuert werden.

Das Co-Enzym Q_{10} wird auch „Ubichinon“ genannt, weil es überall im Körper vorkommt. Es besitzt einen ähnlichen Aufbau wie *Vitamin E und Vitamin K2. Die biologische Wirksamkeit belegt eindeutig die Vitamineigenschaften. Die wichtigsten biologischen Wirkungsmechanismen sind: 1) antioxidative Eigenschaften (Fänger freier Radikale), 2) Bindeglied im Elektronentransport innerhalb der Atmungskette und 3) Schlüsselkomponente für die Bildung der *Bioenergien.

Der Mensch ist zur Eigensynthese von Q_{10} befähigt, nimmt das Co-Enzym Q_{10} aber auch mit der Nahrung auf. Da u. U. die körpereigene Co-Enzym Q_{10} Synthese beeinträchtigt sein kann (u. a. altersbedingt) und damit nicht mehr ausreicht, den Bedarf zu decken, muß Q_{10} über eine gezielte Ernährung oder als *Nahrungsergänzung zugeführt werden. Dann nimmt Q_{10} den Charakter eines *Vitamins an.

Degenerationsprozeß: Verschleiß-, Abnutzungsprozeß.

Diät bei Herzerkrankungen: vornehmlich fettarmes Essen.

Diastole: Erschlaffung des Herzmuskels, so daß Blut in die erschlafften Kammern einströmen kann. Der diastolische Blutdruck wird während der Erschlaffungsphase des Herzens gemessen.

Digitalis: Bezeichnung für herzstärkende Mittel aus der Fingerhutpflanze, Meerzwiebel, Maiglöckchen.

Diuretikum (Mehrz.: Diuretika): harntreibendes, den

Körper entwässerndes Mittel.

DNA: engl. Abkürzung für die Desoxyribonukleinsäure (DNS) mit A für acid (dt. Säure), das Trägermolekül der Erbsubstanz.

Doppelhelix: Doppelspirale, Bauform des Moleküls der *DNA.

Eiweiß: energiereiche chemische Verbindung aus Kohlenstoff, Wasserstoff, Stickstoff, Sauerstoff und Schwefel.

Elektrokardiogramm (EKG): Aufzeichnung der an der Brust meßbaren elektrischen Ströme, die das Zusammenziehen des Herzmuskels steuern; erlaubt die Erkennung von Herzerkrankungen/Herzrhythmusstörungen.

Elektronentransport: Bezeichnung für Oxydations-und Reduktionsvorgänge.

Endomyokard: Gewebezone aus der inneren Herzkammerauskleidung (Endokard) und anschließendem Wandmuskelbereich (Myokard).

Enzym: Bio-*Katalysator, Eiweißkörper, lösen durch ihre Anwesenheit eine biochemische Reaktion aus, beschleunigen und lenken diese in eine bestimmte Richtung. Enzyme werden bei ihrer Tätigkeit nicht verbraucht.

Fahrrad-Ergometer: Standfahrrad zum Erfassen der körperlichen Leistungsfähigkeit unter einstellbarer Belastung.

Fermentierung: Gärung, enzymatische (mit Hilfe von *Enzymen ermöglichte) Gewinnung von Rohstoffen.

Framingham-Studie: Langzeit-Beobachtung von Einwohnern des amerikanischen Städtchens Framingham in Bezug auf Herzerkrankungen und deren

Risikofaktoren.

Gegenanzeige (Kontraindikation): Krankheit, bei der ein bestimmtes Arzneimittel nicht angewendet werden darf.

Gelatinekapsel: in Magen oder Dünndarm lösliche Gelatinehülle, die mit einem Wirkstoff gefüllt ist, der nach Kapselauflösung freigesetzt wird.

Hämodynamik: Lehre von den Strömungsverhältnissen im Blutkreislauf.

Heather-Index: Meßgröße für die Fähigkeit des Herzmuskels, sich zusammenzuziehen.

Herzattacke: vorübergehende Minderdurchblutung eines Teils des Herzmuskels mit vorübergehendem Funktionsausfall und u. U. Vernarbung.

Herzinfarkt: plötzlich einsetzende, länger anhaltende Minderdurchblutung eines Teils des Herzmuskels mit anschließendem Gewebetod und damit Dauerausfall des entsprechenden Muskelbereiches für die Pumparbeit.

Herzinsuffizienz: Minderleistung des Herzens durch Nachlassen seiner Pumpkraft. Führt zu Blutstauungen, Atemnot und Auftreten von Schwellungen in den Beinen. Wird durch Herzklappenfehler, Herzmuskelschädigungen, Durchblutungsstörungen und Bluthochdruck verursacht.

Herzklappen: Ventile am Ein- und Ausgang der Herzkammern, die Blutfüllung und Blutentleerung regeln.

Herzklappenfehler: Verengung oder Undichtigkeit einer Herzklappe.

Herzkranzgefäße: um das Herz laufende Adern zur Blutversorgung des Herzmuskels.

Herzminutenvolumen: Blutmenge in l, die pro Minute

vom Herzen in die Arterie ausgestoßen wird (normal: 4 bis 5 Liter/Minute).

Herzmuskelschwäche (Herzinsuffizienz; engl. congestive heart failure): Herzmuskelschwäche mit vermindertem Pumpvermögen, so daß sich das Blut im Lungen- oder im Körperkreislauf zurückstaut. Minderleistung des Herzens mit Verringerung seiner Pumpkraft. Ursachen: Bluthochdruck, Herzmuskelschädigung, Durchblutungsstörungen der Herzkranzgefäße, Herzklappenfehler. Folgen: Blutstauungen vor dem Herzen, Wassereinlagerung in der Lunge und in den Beinen (Ödeme).

Herzrate/Herzfrequenz: Puls, Herzschläge pro Minute.

Herzrhythmusstörung: Störung der Schlagfolge des Herzmuskels, dadurch u. U. verminderte Pumpleistung.

Herzschlagvolumen: Meßgröße für die pro Herzschlag ausgeworfene Menge Blut.

Herzschrittmacher: Prothese, die rhythmische elektrische Signale aussendet, damit sich der Herzmuskel in der natürlichen Abfolge zusammenzieht und entspannt.

Herzzeitvolumen: (Herzminutenvolumen) vom Herzen innerhalb einer Minute ausgeworfene Blutmenge in Litern.

Hypoxie: Sauerstoffmangel in Körpergeweben.

Impedanzkardiographie: nicht in den Körper eingreifendes (invasives) bioelektrisches Verfahren zur Bestimmung von *Herzschlagvolumen und *Herzzeitvolumen.

Indikation: Anwendungsgebiet eines Arzneimittels.

Ingredienz: Bestandteil.

Inkontinenz: unfreiwilliger Harn- oder Stuhlabgang.

Inotrop: auf die *Kontraktilität des Herzmuskels wirkend.

Ischämie: Blutleere in Organteilen oder Organen bei zeitweiliger oder andauernder Unterbrechung der arteriellen Blutzufuhr.

Ischämische Herzkrankheit: Herzkrankheit infolge von Minderdurchblutung (z. B. *Angina pectoris).

Kardiologie: Herz und Kreislauf betreffendes Teilgebiet der Inneren Medizin.

Kardiomyopathie: Herzmuskelkrankheit.

Katalysator: Substanz, die eine biochemische Reaktion auslöst, beschleunigt oder in eine bestimmte Richtung lenkt.

Kilohertz (kHz/tausend Hertz): Hertz = Maß für Schwingungsfrequenz pro Sekunde.

Kohlenhydrate: Zucker, energiereiche chemische Verbindungen aus Kohlenstoff, Wasserstoff und Sauerstoff.

Kollateralkreislauf: Umgehungskreislauf, um das Blut an einer verengten oder verlegten Stelle im Gefäßsystem vorbeizuleiten.

Kongenitaler Herzfehler: angeborener Herzfehler.

Kontraktilität: Fähigkeit z. B. des Herzmuskels, sich zusammenzuziehen.

Konventionell: herkömmlich.

Koronararterien: Herzkranzgefäße, Arterien zur Versorgung des Herzmuskels mit Blut.

Koronare Herzkrankheit: Erkrankung der Herzkranzgefäße (Koronargefäße, Koronararterien) z.B. durch Arterienverkalkung, dadurch verminderte Blutversorgung des Herzmuskels.

Koronarthrombose: Bildung eines Blutpfropfens in den Herzkranzgefäßen (Koronararterien).

Korrelation: Wechselbeziehung, statistische Abhängigkeit zweier Größen.

Lecithin: im Blut und in der Hirnsubstanz in hoher Konzentration vorkommende chemische Verbindung. Wichtig für den Stoffwechsel von Nervenzellen.

Lipide: Blutfette, wie z.B. Cholesterin.

Marker: Markierungsstoff.

Methylprednisolon: Kortisonähnliche Substanz.

Mikrogramm: millionstel Gramm.

Mikroorganismen: mit bloßem Auge nicht sichtbare tierische oder pflanzliche Kleinstlebewesen wie z. B. Bakterien, Pilze.

Mitochondrien (griech. „Fadenkörner"): von einer Doppelmembran umgebene, bakteriengroße Untereinheiten der Zelle im Zellplasma; unentbehrlich für den Stoffwechsel der Zelle und verantwortlich für die Produktion von 95% der Zellenergie.

mm Hg (Millimeter Quecksilbersäule): Maßeinheit für den Blutdruck.

Myokard: Herzmuskel, muskuläre Wand des Herzens.

Myokardinfarkt: Herzmuskelinfarkt.

Nahrungsergänzungsmittel: Mit bestimmten Stoffen angereicherte Nahrungsmittel. Sie werden dem Körper zum Aufwerten der normalen Nahrung zugeführt, z. B. Vitamin-und Mineralstoffzubereitungen. Sie gleichen eine Unterversorgung aus, die bei einseitiger Ernährung oder in bestimmten Situationen (z. B. Schwangerschaft, Stillzeit, Krankheit, Alter) entstehen kann. Sie dienen überwiegend der Ernährung.

Nebenwirkung: unerwünschte Begleit- oder Folgeerscheinung nach Medikamenteneinnahme.

Nikotinamid: Teil des Vitamin-B-Komplexes.
Nitroglyzerin: Bezeichnung für Glyzeryltrinitrat, Mittel gegen Herzattacken bei Angina pectoris.
NYHA, New York Heart Association: Medizinische Vereinigung, die eine allgemein akzeptierte Klassifikation für die Schwere von Herzkrankheiten aufgestellt hat, von der „leichten" Klasse I bis zur „schwersten", der Klasse IV.
Die NYHA-Klassifikation im Einzelnen:
I = völlige Beschwerdefreiheit bei normaler körperlicher Belastung
II = leichte Einschränkung der körperlichen Belastbarkeit; in Ruhe und bei leichter körperlicher Tätigkeit besteht Beschwerdefreiheit
III = starke Einschränkung der Belastbarkeit; Wohlbefinden in Ruhe, aber Beschwerden schon bei leichter körperlicher Tätigkeit
IV = bei jeder körperlichen Tätigkeit Zunahme der — meist auch in Ruhe bestehenden - Herzinsuffizienzzeichen
Orale Verabreichung: durch den Mund einzunehmen.
Placebo: Scheinmedikament ohne Wirkstoff; soll im Blindversuch verhindern, daß eine eingebildete Wirksamkeit fälschlich dem zu testenden Wirkstoff zugeschrieben wird.
Postoperativ: nach einer Operation.
Präoperativ: vor einer Operation.
Proband: Versuchsperson.
Prophylaxe: Vorbeugung.
Pulsfrequenz: Anzahl der Herzkontraktion pro Minute.
Q Zyklus: Bezeichnung für den Elektronentransport durch das Co-Enzym Q_{10} in der *Mitochondrienmembran. Q_{10} wird abwechselnd reduziert und oxydiert, sein Reaktionspartner dagegen zuerst oxydiert

und erst dann reduziert und durch die Mitochondrienmembran geschleust.

Rote Liste: Arzneimittelverzeichnis der im Bundesverband der pharmazeutischen Industrie zusammengeschlossenen Arzneimittelhersteller; ein „Medikamentenverzeichnis" des Arztes.

Schlaganfall: Gehirnschlag, plötzliche Durchblutungsstörung im Gehirn mit Bewußtseinsstörung, Lähmung, u. U. mit bleibenden Schäden.

Schlagvolumen: das pro Herzschlag gepumpte Menge Blut in ml.

Signifikant: besonders auffällig, deutlich.

Sinusknoten: Teil des Herzens mit spezifischem Gewebe, dient als natürlicher *Herzschrittmacher.

Stenokardie: *Angina pectoris.

Streß: Reaktion des Organismus auf Reize. Die Streßhormone Adrenalin und Noradrenalin sowie Cortisol werden in die Blutbahn ausgeschüttet. Fortgesetzter Streß kann u.a. zu *Bluthochdruck und Arteriosklerose führen.

Substitutionstherapie: führt einen natürlicherweise vorhandenen Stoff bei Mangel künstlich zu; ursächlicher (kausaler) Therapieansatz.

Sulfonamide: Eiweißhaltige Verbindungen der Sulfonsäure, Arzneistoffe, die das Bakterienwachstum hemmen.

Systole: Kontraktion des Herzmuskels zum Austreiben (Auspressen) des in den Herzkammern befindlichen Blutes. Der systolische Blutdruck wird beim Entleeren der Herzkammern gemessen.

T-Lymphozyten: vom *Thymus abhängige Träger der zellvermittelten Immunität; Killer-Lymphozyten.

Tablette: meist mit Bindemittel gepreßter Arzneistoff

oder Nahrungsergänzung (Nährstoff).
Tachykardie: schnelle Herzschlagfolge (über 100/min).
Therapie: Behandlung einer Krankheit.
Thrombose: Bildung von Blutpfropfen in den Blutgefäßen, Behinderung des Blutflusses.
Thymus (Bries): hinter dem Brustbein gelegene Brustdrüse.
Toxisch: giftig.
Transplantat: durch Verpflanzung in den Körper eingebrachte Zellen, Gewebe oder Organe.
Ubichinon: nach Morton überall (lat. ubiquitär) im Körper vorkommende Substanz. Anderer Name für *Co-Enzym Q10.
Vasodilatator: blutgefäßerweiternde Mittel, Einsatz z. B. bei Bluthochdruck.
Venen: Gefäße, die das sauerstoffarme, dunkle Blut zum Herz zurückführen.
Ventrikulär: die Herzkammer (den Ventrikel) betreffend.
Vitamin: lebenswichtiger Wirkstoff, der mit der Nahrung aufgenommen wird (oft aktiv wirkend in Form von Co-Enzymen).
Vitamin C (Vit. C): Ascorbinsäure, bedeutsam bei vielen Stoffwechselprozessen, an der Bildung des Bindegewebes, der Knochen und Zähne beteiligt.
Vitamin E (Vit. E): Tocopherole, ein Antioxidans, das die Körperzellen schützt. Fördert die Q10 Eigensynthese des Körpers und erhöht so in Kombination mit Q10 dessen Wirksamkeit.
Vitamin K1: Phytomenadion, beeinflußt die Blutgerinnung.
Zerebrovaskuläre Krankheit: *Arteriosklerose im Bereich der Gehirnarterien.

Weiterführende Literatur

Aomine, Masahiro und Arita, Makoto: Isotachophoretic Evidence for Energy-Preservating Effect of Coenzyme Q_{10} on Isolated Guinea-Pig Cardiac Muscle. General Pharmacology, Vol. 15, No. 2, S. 145--148, 1984

Aomine, Masahiro und Arita, Makoto: Pretreatment with Coenzyme Q_{10} Protects Guinea-Pig Ventricular Muscle from Hypoxia-Induced Deterioration of Action Potentials and Contraction.General Pharmacology, Vol. 16, No. 2, S. 91--96, 1985

Awata, Nobuhisa; Ishiyama, Taro; Harada, Hisato; et al.: The Effects of Coenzyme Q_{10} on Ischemic Heart Disease Evaluated by Dynamic Exercise Test. Biomedical and Clinical Aspects of Coenzyme Q, Vol. 2, Elsevier/North-Holland Biomedical Press, 1980

Azuma, J.; Harada, H.; Sawamura, A.; et al.: Beneficial Effect of Coenzyme Q on Myocardial Slow Action Potentials in Hearts Subjected to Decreased Perfusion Pressure-Hypoxia-Substrate-Free Perfusion. Basic Research in Cardiology 80, S. 147--155, 1985

Baker, Lee E.: „Gold Standards" and Impedance Cardiography. Biomedical and Clinical Aspects of Coenzyme Q, Vol. 4, Elsevier Science Publishers B. V., 1984

Biomedical and Clinical Aspects of Coenzyme Q, volume 1,2,3,4,5 and 6, Elsevier Science Publishers B.V., 1984

Bliznakov, E.G.: Coenzyme Q in Experimental Infections and Neoplasia, Biomedical and Clinical

Aspects of Coenzyme Q. pp. 73-83, Elsevier/North-Holland, Biomedical Press, 1977
Bliznakov, E.G.: Coenzyme Q. the Immune System and Aging, Biomedical and Clinical Aspects of Coenzyme Q. Vol. 3, pp. 311-323, Elsevier/North-Holland, Biomedical Press, 1981
Bliznakov, E.G.: Control and Reversal of the Immunological Senescence. United States Patent 4, 156.718, May 29, 1979
Bliznakov, E.G.: Immunological Senescence in Mice and Its Reversal by Coenzyme Q_{10}. Mechanismn of Ageing and Development 7, pp. 189-197, Elsevier Sequoia S.A., Lusanne, 1978
Bliznakov, E.G.: Restoration of Impaired Immune Functions in Aged Mice by Coenzyme Q. Proceeding of the 4th International Congress of Immunology, Paris, France, July 21-26, 1980
Cahn, Jean, and Borzeix, Marie-Gilberte: The Effect of Ubiquinone 50 Over the Sub-Acute Phase of na Experimental Stroke in the Rat. Biomedical and Clinical Aspects of Coenzyme Q, Vol. 4, S. 209--217, Elsevier Science Publishers B. V., 1984
Chiba, Michio: A Protective Action of Coenzyme Q_{10} on Chlorpromazin-Induced Cell Damage in the Cultural Rat Myocardial Cells. Japanese Heart Journal, Vol. 25, S. 127--137, January 1984
Choe, Jae Y.; Combs, Alan B.; and Folkers, Karl: Prevention by Coenzyme Q_{10} of the Electrocardiographic Changes Induced by Adriamycin in Rats. Research Communications in Chemical Pathology and Pharmacology, Vol. 23, No. 1, January 1979
Coenzyme Q, Edited by Lenaz, G., 1985
Combs, Alan B.; Faria, Duyen Troung; Leslie, Steven

W.; and Bonner, Hugh W.: Effekt of Coenzyme Q_{10} on Adiamycin Induced Changes in Myocardial Calcium. Biomedical and Clinical Aspects of Coenzyme Q, Vol. 3, S. 137--143, Elsevier/North-Holland, Biomedical Press, 1981

Cortes, Engracio O.; Guota, Mohinder; ChouChia; et al.: Adriamycin Cardiotoxicity: Early Detection By Systolic Time Interval and Possible Prevention by Coenzyme Q_{10}. Cancer Treatment Reports, Vol. 62, No. 6, S. 887--891, June 1978

Digiesi, V; Cantini, F; and Brodbeck, B; Clinical Use of Coenzyme Q_{10} in Essential Arterial Hypertension. Highlights in Ubiquinone Research, pp. 280-283, Taylor & Francis Ltd., 1990

Drugs Under Experimental and Clinical Research, Ubiquinone, Vol. 10, 1984 and Vol. 11, 1985

Drzewoski, Josef; Baker, Lee; Richardson, Philip; et al.: Apparent Effectiveniss of Coenzyme Q_{10} to Increase Cardiac Function. Biomedical and Clinical Aspects of Coenzyme Q, Vol. 3, S. 223--227, Elsevier/North-Holland, Biomedical Press, 1981

Eisai Co, Ltd., Tokyo, Japan: Drug Information: Neoquinon Capsules. November 1981

Ernster, Lars, and Nelson, Dean B.: Functions of Coenzyme Q. Biomedical and Clinical Aspects of Coenzyme Q, Vol. 3, S. 159--167, Elsevier/North-Holland, Biomedical Press, 1981

Ernster, Lars, and Schatz, Gottfried: Mitochondria: A Historical Review. The Journal of Cell Biology, Vol. 91, No. 3, Teil 2, S. 227--255, December 1981

Ernster, Lars: Ubiquinone: Redox Coenzyme, Hydrogen Carrier, Antioxidant. Biomedical and Clinical Aspects of Coenzyme Q, Vol. 4, S. 3--13, Elsevier

Science Publishers B. V., 1984
Folkers, Karl, and Wolaniuk, Anna: Progress in Biomedical and linical Research on Coenzyme Q_{10}. Drugs Experimental Clinical Research X(7), S. 513--517, 1984
Folkers, Karl: Chairman's Closing remarks. Biomedical and Clinical Aspects of Coenzyme Q, Vol. 4, S. 429--430, Elsevier Science Publishers B. V., 1984
Folkers, Karl: Chairman's Opening Remarks. Biomedical and Clinical Aspects of Coenzyme Q, Vol. 4, S. XIII, Elsevier Science Publishers B. V., 1984
Folkers, Karl; Baker, Lee; Richardson, Philip C.; et al.: New Progress on the Biomedical and Clinical Research on Coenzyme Q. Biomedical and Clinical Aspects of Coenzyme Q, Vol. 3, S. 399--412, Elsevier/North-Holland, Biomedical Press, 1981
Folkers, Karl; Baker, Lee; Richardson, Philip C.; et al.: On the Biomedical and Clinical Research on Coenzyme Q. Biomedical and Clinical Aspects of Coenzyme Q, Vol. 3, S. 399--412, Elsevier/North-Holland, Biomedical Press, 1981
Folkers, Karl; Sartori, Michele; Baker, Lee; and Richardson, Philip C.: Observations of Significant Reductions of Arrhythmias in Treatment with Coenzyme Q_{10} of Patients Having Cardiovascular Disease. IRCS Medical Science 10, S. 348--349, 1982
Folkers, Karl; Vadhanavikit, Surasi; and Mortensen, Svend A.: Biochemical Rationale and Myocardial Tissue Data on the Effective Therapy of Cardiomyopathy with Coenzyme Q_{10}. Proc. Natl. Acad. Sci., Vol. 62, S. 901--904, February 1985
Folkers, Karl; Wolaniuk, Anna; Vadhanavikit, Surasi; et al.: Biomedical and Clinical Research on Coenzyme

Q10 with Emphasis on cardiac Patients. Biomedical and Clinical Aspects of Coenzyme Q, Vol. 4, S. 375--389, Elsevier Science Publishers B. V., 1984

Furuta, Tatsuji; Kodama, Itsuo; Kondo, Noriaki; et. al.: A Protective Effect on Coenzyme Q10 on Isolated Rabbit Ventricular Muscle under Hypoxic Condition. Journal of Cardiovascular Pharmacology 4, S. 1062--1067, 1982

Hamada, Mareomi; Kazatani, Yukio; Ochi, Takaaki; et al.: Correlation between Serum Coenzyme Q10 Level and Myocardial Contractility in Hypertensive Patients. Biomedical and Clinical Aspects of Coenzyme Q, Vol. 4, S. 263--270, Elsevier Science Publishers B. V., 1984

Hiasa, Yoshikazu; Ishida, Takotishi; Maeda, Toshihiro; et al.: Effects of Coenzyme Q10 on Exercise Tolerance in Patients with Stable Angina Pectoris. Biomedical and Clinical Aspects of Coenzyme Q, Vol. 4, S. 291--300, Elsevier Science Publishers B. V., 1984

Highlights in Ubiquinone Research, Edited by Lenaz, G.; et al., 1990

Imai, Shoichi; Tamatsu, Hirokuni; Ushijima, Toyohiko; et al.: Effects of Coenzyme Q10 on Myocardial Energy Metabolism in Ischemia. Biomedical and Clinical Aspects of Coenzyme Q, Vol. 4, S. 315--332, Elsevier Science Publishers B. V., 1984

Judy, W.V.; Folkers, K.; and Hall J.H.: Improved Long-Term Survival in Coenzyme Q10 Treated Congestive Heart Failure Patients Compared to Conventionally Treated Patients. Co Q Book, vol. 6, 291-298, 1991.

Judy, W. V.; Hall, J. H.; Dugan, W.; Toth, P. D.; and Folkers K.: Coenzyme Q10 Reduction of Adriamycin Cardiotoxicity. Biomedical and Clinical Aspects of

Coenzyme Q, Vol. 4, S. 352--368, Elsevier Science Publishers B. V., 1984

Judy, W. V.; Hall, J. H.; Dugan, W.; Toth, P. D.; and Folkers K.: Coenzyme Q_{10} Reduction of Adriamycin Cardiotoxicity. Biomedical and Clinical Aspects of Coenzyme Q, Vol. 4, S. 231--241, Elsevier Science Publishers B. V., 1984

Judy, W.V.; Hall, J.H.; and Folkers, K.; Coenzyme Q_{10} Withdrawal-Clinical Relapse in Congestive Heart Failure Patients. Co Q Book, vol. 6, 283-290, 1991.

Kalén, A; Appelkvist, E.L; and Dallner, G.: Age-related changes in the lipid compositions of rat and human tissue. Lipids 24, pp. 579-584, 1989

Kamikawa, Tadishi; Kobayashi, Akira; Yamashita, Tetsuo; et al.: Effects of Coenzyme Q_{10} on Exercise Tolerance in Chronic Stable Angina Pectoris. American Journal of Cardiology 56, S. 247--251, 1985

Kanazawa, Takemichi; Koh, Meikyu: Kato, Masashi; et al.: A Study on Myocardial Energy Metabolism in Ischemic Heart Disease – The Effects of Large Dose Administration of Coenzyme Q_{10}. Biomedical and Clinical Aspects of Coenzyme Q, Vol. 4, S. 273--280, Elsevier Science Publishers B. V., 1984

Kantrowitz, Niki E., and Bristow, Michael R.: Cardiotoxicity of Antitumor Agents. Progress in Cardiovascular Disease, Vol. 27, No. 3, S. 195-200, November/December 1984

Katagiri, Takashi; Sasai, Yasufumi; Kobayashi, Youichi; et al.: Protective Effect of Coenzyme Q_{10} on the Acute Ischemic Myocardial Injury. Biomedical and Clinical Aspects of Coenzyme Q, Vol. 3, S. 349--359, Elsevier/North-Holland, Biomedical Press, 1981

Kayawake, Setsuo; Nakanishi, T.; Furukawa, K.; et al.: The Protective Effect of Coenzyme Q_{10} upon the Jeopardized Myocardium. Biomedical and Clinical Aspects of Coenzyme Q, Vol. 4, S. 173--179, Elsevier Science Publishers B. V., 1984

Kishi, Hiroe; Kanamori, Nobuhiro; Nishii, Satoshi; et al.: Metabolism of Exogenous Coenzyme Q_{10} in Vivo and the Bioavailability of Coenzyme Q_{10} Preparations in Japan. Biomedical and Clinical Aspects of Coenzyme Q, Vol. 4, S. 131--142, Elsevier Science Publishers B. V., 1984

Kishi, Takeo; Makino, Kazuo; Okamato, Tadashi; et al.: Inhibition of Myocardial Respiration by Psychotherapeutic Drugs and Prevention by Coenzyme Q. Biomedical and Clinical Aspects of Coenzyme Q, Vol. 2, S. 139--154, Elsevier/North-Holland, Biomedical Press, 1980

Kishi, Takeo; Watanabe, Tatsuo; and Folkers, Karl: Bioenergetics in Clinical Medicine XV. Inhibition of Coenzyme Q_{10}-Enzymes by Clinically Used Adrenergic Blockers of B(eta)-Rezeptors. Research Communications in Chemical Pathology and Pharmacology, Vol. 17, No. 1. May 1977

Kitamura, Nubuo; Yamaguchi, Akimitsu; Otaki, Masami; et al.: Myocardial Tissue Level of Coenzyme Q_{10} in Patients with Cardiac Failure. Biomedical and Clinical Aspects of Coenzyme Q, Vol. 4, S. 243--252, Elsevier Science Publishers B. V., 1984

Klein, Reinhild; Maisch, B.; Kochsiek, K.; und Berg, P. A.: Demonstration of Organ Specific Antibodies against heart Mitochondria (Anti-M7) in Sera from Patients with some Forms of Heart Diseases. Clinical Experimental Immunology 58, S. 283--392, 1984

Kondo et al.: Method of Producing Coenzyme Q_{10} by Microorganisms United States Patent 3.769.170, 30. Oktober 1973

Konishi, Takashi; Nakamura, Yasuyuki; Konishi, Tomotsugu; asnd Kawai, Chuichi: Improvement of Recovery of Left Ventricular function During Reperfusion with Coenzyme Q_{10} in Isolated Working Rat heart. Cardiovascular Research, Vol. 19, No. 1, S. 38--43, January 1985

Kuratsu, Yoshiyuki; Hagino, Hiroshi; and Inuzuka, Keiichi: Effect of Ammonium Ion on Coenzyme Q_{10} Fermantation by Agrobacterium Species. Agric. Biol. Chem. 48 (5), S. 1347--1348, 1984

Langsjoen, P. H.; Vadhanavikit, Surasi; and Folkers, Karl: Effective Treatment with Coenzyme Q_{10} of Patients with Chronic Myocardial Disease. Drugs under Experimental and Clinical Research, Vol. 11, No. 8, S. 577--580, 1985

Langsjoen, P. H.; Vadhanavikit, Surasi; and Folkers, Karl: Effective Treatment with Coenzyme Q_{10} of Patients with Myocardial Disease, Classes III and IV, 1984. Unveröffentlicht

Langsjoen, P. H.; Vadhanavikit, Surasi; and Folkers, Karl: Responds of Patients in Classes III and IV of Cardiomyopathy to Therapy in a Blind and Crossover Trial with Coenzyme Q_{10}. Proceedings National Academy of Sciences, Vol. 82, S. 4240--4244, June 1985

Lenaz, G.: Coenzyme Q: Biochemistry, Bioenergetics and Clinical Applications of Ubiquinone. John Wiley & Sons, New York, 1985

Lenaz, G.; and Parenti Castelli, G.: Multiple Roles of Ubiquinone in Mammalian Cells. Drugs Exptl. Res.

X(7), S. 481--490, 1984
Lenaz, G.; Fato, R.; Degli Esposti, M.; et al.: The Essentiality of Coenzyme Q for Bioenergetics and Clinical Medicine. Drugs under Experimental and Clinical Research, Vol. 11, No. 8, S. 547--556, 1985
Littarru, G. P.; and Lippa, S.: Coenzyme Q and Antioxidant Activity: Facts and Perspectives. Drugs Exptl. Clin. Res., X(7), S. 491--496, 1984
Littarru, G. P.; Lippa, S.; De Sole, P.; and Oradei, A.: In Vitro Effect of Different Ubiquinones on the Scavenging of Biologically Generated O2. Drugs under Experimental and Clinical Research, Vol. 11, No. 8, S. 529--532, 1985
Littarru, Gian Paolo; De Sole, Pasquale; Lippa, Sio; and Oradei, Alessandro: Study of Quenching of Singlet Oxygen by Coenzyme Q_{10} in a System of Human Leucocytes.
Mortensen, Svend Aage; Vadhanavikit, S.; Baandrup, U.; and Folkers, K.: Long-Term Coenzyme Q_{10} Therapy: A Major Advance in the Management of Resistant Myocardial Failure. Drugs under Experimental and Clinical Research, Vol. 11, S. 581, 1984
Mortensen, Svend Aage; Vadhanavikit, Surasi; and Folkers, Karl: Apparent Effectiveness of Coenzyme Q_{10} (CoQ) to Treat Patients with Cardiomyopathy and CoQ Levels in Blood and Endomyocardial Biopsies. Biomedical and Clinical Aspects of Coenzyme Q, Vol. 4, S. 391-402, Elsevier Science Publishers B. V., 1984
Nagano, Makoto; Takahashi, Kaoru; Komori, Akihiko; et al.: Effect of Coenzyme Q_{10} on Myocardial Function and Metabolism in Rat HeartLung Preparations. Biomedical and Clinical Aspects of Coenzyme Q, Vol. 4, S. 121--129, Elsevier Science Publi-

shers B. V., 1984
Nakamura, Yoshiro; Takahashi, Masando; Hayashi, Junichi; et al.: Protection of Ischemic Myocardium With Coenzyme Q_{10}. Cardiovascular Research, Vol. 16, No. 3, S. 132-137, March 1982
Nakao; et al.: Method for the Production of Coenzyme Q. United States Patent 3.685.648, April 25, 1972
Nayler, Winifred G.: The Use of Coenzyme Q_{10} to Protect Ischemic heart Disease. Biomedical and Clinical Aspects of Coenzyme Q, Vol. 2, S. 409--424, Elsevier/North-Holland, Biomedical Press, 1980
Nobuyoshi, Masakiyo; Saito, Taro; Takahira, Hideo; et al.: Levels of Coenzyme Q_{10} in Biopsies of Left Ventricular Muscle and Influence of Administration of Coenzyme Q_{10}. Biomedical and Clinical Aspects of Coenzyme Q, Vol. 4, S. 221--229, Elsevier Science Publishers B. V., 1984
Nohara, Ryuji; Yokode, Masayuki; Tanaka, Masaru; et al.: Effect of CoQ_{10} on Cardiac Function. Biomedical and Clinical Aspects of Coenzyme Q, Vol. 4, S. 343--352, Elsevier Science Publishers B. V., 1984
Nohara, RYuji; Yokode, Masayuki; Tanaka, Masaru; et al.: Effect of CoQ_{10} on Cardiac Function. Biomedical and Clinical Aspects of Coenzyme Q, Vol. 4, S. 343--352, Elsevier Science Publishers B. V., 1984
Nohl, Hans; and Jordan, Werner: The Biochemical Role of Ubiquinone and Ubiquinone-Derivatives in the Generation of Hydroxyl-Radicals from Hydrogen-Peroxyde. Oxygen Radicals in Chemistry and Biology, Walter de Gruyter & Co., 1984
Oda, Teiichi: Effect of Coenzyme Q_{10} on Stress-Induced Cardiac Dysfunction in Paediatric Patients with Mitral Va Prolapse: A Study by Stress Echocardio-

graphy. Drugs under Experimental and Clinical Research, Vol. 11, No. 8, S. 557--576, 1985

Oda, Teiichi; and Hamamoto, Kunihiro: Effects of Coenzyme Q10 on the Stress-Induced Decrease of Cardiac Performance in Pediatric Patients with Mitral Va Prolapse. Japanese Circulation Journal, Vol. 48, No. 12, S. 137, December 1984

Olson, Robert E.; and Rudney, Harry: Biosynthesis of Ubiquinone. Vitamins and Hormones, Vol. 40, S. 2--43, 1983

Richardson, Philip C.; Baker, Lee E.; Folkers, Karl; et al.: Clinical Studies on Coenzyme Q10 for Treatment of Cardiovascular Disease. Biomedical and Clinical Aspects of Coenzyme Q, Vol. 2, S. 301--308, Elsevier/North-Holland, Biomedical Press, 1980

Schmid, Rolf D.: Biotechnology in Japan 1984. Prt 1. Industrial Activities. Appl. Microbiol. Biotechnol. 22, S. 157--164, 1985

Schneeberger, W.; Müller-Steinwachs, J.; Anda, L.P., et al.: Co Q Book, vol. 5, 325-333, 1986. A Clinical Double Blind and Crossover Trial With Coenzyme Q10 on Patients With Cardiac Disease.

Schneeberger, W.; Zilliken, F.; Moritz, J.; et al.:Clinical Studies with Coenzyme Q10 in Patients with Congestive Heart Failure. Drugs Exptl. Clin. Res. X(7), S. 503--512, 1984

Schneeberger, W.; Zilliken, F.; Moritz, J.; et al.: Clinical Studies with Coenzyme Q10 in Patients with Congestive Heart Failure. Drugs Exptl. Clin. Res., vol. 10, 503-512, 1984.

Solani, G.; Ronca, G.; Bertelli, A.: Inhibitory Effects of Several Anthracyclines on Mitochondrial Respiration and Coenzyme Q10 Protection. Drugs under

Experimental and Clinical Research, Vol. 11, No 8, S. 533--538, 1985
Stocker, Ronald; Bowry, Vincent, W; und Frei, Balz: Ubiquinon 1-10 Protects Human Low Density Lipoprotein More Efficiently Against Lipid Peroxydation Than Does Trocopherol. Proceedings of the National Academy of Sciences, USA 88, S. 1646 – 1650, 1991.
Sunamori, M.; Tanaka, H.; Maruyama, T.; et al.: Clinical Experience of Coenzyme Q_{10} to Inhance Intraoperative Myocardial Protection in Coronary Artery Revascularization. Cardiovasc. Drugs Ther. vol. 5, 297-300, 1991.
Sunamori, Makoto; Okamura, Takao; Amano, Jun; and Suzuki, Akio: Clinical Applications of Coenzyme Q to Coronary Artery Bypass Graft Surgery. Biomedical and Clinical Aspects of Coenzyme Q, Vol. 4, S. 333--342, Elsevier Science Publishers B. V., 1984
Sunamori, Makoto; Tanaka, Hroyuki; Maruyama, Toshiyuki; Sultan, Imad; Sakamoto, Tohru; and Suzuki, Akio: Clinical Experience of Coenzyme Q_{10} to Enhance Intraoperative Myocardial Protection in Coronary Artery Revascularization. Cardiovascular Drugs and Therapy, 5, pp. 297-300, 1991
Suzuki, Noburo; Nakamura, Tetsuya; Ishida, Hideyuki; and Honsono, Kiyoshi: Protective Effect of Coenzyme Q_{10} against Hypoxic Cellular Damage. Chem. Pharm. Bull., Vol. 33, S. 2896--2903, 1985
Takada, Masahiro; Yuzuriha, Teruaki; Katayama, Kouichi; et al.: Targeting of Coenzyme Q_{10} Solubilized with Soy Lecithin to Heart of Guinea Pigs. j. Nutr. Sci. Vitaminol., Vol. 31, S. 147--155, 1985
Tanaka, Jiro; Tominaga, Ryuji; Yoshitoshi, Mochikazu; et al.: Coenzyme Q_{10}: The Prophylactic Effect on

Low Cardiac Output Following Cardiac Va Replacement. Annals of Thoracic Surgery, Vol. 33, No. 2, February 1982

Tomono, Y; Hasegawa, j; Seki, T; Motegi, K; and Morishita, N.: Pharmacokinetic Study of Deuterium-labelled Coenzyme Q_{10} in Man. International Journal of Clinical Pharmacology Therapy and Toxicology, pp. 536-541, 1986.

Tsuyasaki, Teruo; Noro, Chuji; and Kikawada, Ryuichi: Mechanocardiography of Ischemic or Hypertensive Heart Failure. Biomedical and Clinical Aspects of Coenzyme Q, Vol. 2, S. 273--288, Elsevier/North-Holland, Biomedical Press, 1980

Vanfraechem, J. H. P.; and Folkers, Karl: Coenzyme Q_{10} and Physical Performance Biomedical and Clinical Aspects of Coenzyme Q, Vol. 3, S. 235--241, Elsevier/North-Holland, Biomedical Press, 1981

Vanfraechem, J. H. P.; Picaluasa, C.; and Folkers, Karl: Coenzyme Q_{10} and Physical Performance in Myocardial Failure. Biomedical and Clinical Aspects of Coenzyme Q, Vol. 4, S. 281--289, Elsevier Science Publishers B. V., 1984

Wagner, Eugene, S.: The Vital Spark of Life, pp. I-23, 1989, American Institute of Health and Nutrition.

Wang, Yong-Li; Yun-Shan; Fu, Shao-Xuan: Effect of ubiquinone on ischemic arrhythmia in conscious rats, Acta Pharmacologica Sinicia I2, S. 202-206, 1991.

Yamagami, Toru; Takagi, Sakoto; Akagami, Hirotaka; et al.: Correlation between Serum Coenzyme Q Levels and Succinate Dehydrogenase Coenzyme Q Reductase Activity in Cardiovascular Diseases and the Influence of Coenzyme Q Administration. Biomedical and Clinical Aspects of Coenzyme Q, Vol. 4, S.

253--262, Elsevier Science Publishers B. V., 1984
Yamakawa, Katsutoshi; Fukata, Shinji; Kimura, Yoshio; et al.: Circulating Anti Heart Antibodies in Heart Diseases Detected Using an Immunofluorescent Technique. Japanese Circulation Journal, Vol. 47, No. 10, S. 1173--1178, October 1983
Yamasawa, Ikuhiro; Nohara, Yoshitugu; Konno, Senichiro; et al.: Experimental Studies on Effects of Coenzyme Q_{10} on Ischemic Myocardium. Biomedical and Clinical Aspects of Coenzyme Q, Vol. 2, S. 333--345, Elsevier/North-Holland, Biomedical Press, 1980
Yazaki, Yoshio; Nagai, Ryozo; and Chiu, Chung-Cheng: Preservation of Ischemic Myocardium by CoQ: Assessment by Serial Changes in Serum Cardiac Myosin Light Chain II. Biomedical and Clinical Aspects of Coenzyme Q, Vol. 4, S. 163--170, Elsevier Science Publishers B. V., 1984
Yuzuriha, Teruaki; Takada, Massairo; and Katayama, Kouichi: Transport of Coenzyme Q_{10} from the Liver to other Tissues after intravenous Administration to Guinea Pigs. Biochimica et Biophysica Acta 759, S. 286--291, 1983
Zbinden, Gerhard; Bachmann, Elisabeth; and Bollinger, Heidi: Study of Coenzyme Q in Toxicity of Adriamycin. Clinical Aspects of Coenzyme Q, S. 219--228, Elsevier/North-Holland, Biomedical Press, 1977
Zilliken, Fritz; Moritz, Joachim; Müller-Steinwachs, Johannes; et al.: Double Blind Clinical Study with CoQ_{10} in Patients with a Low Cardiac Function. Biomedical and Clinical Aspects of Coenzyme Q, Vol. 4, S. 425--426, Elsevier Science Publishers B. V., 1984

Tabellenverzeichnis

Tabelle 1:
In der Natur vorkommende Ubichinone
(Q_1 – Q_{10}) Seite 31

Tabelle 2:
Q_{10} Werte bei Älteren im Vergleich
zu den Werten 19-21 jähriger Seite 38

Tabelle 3:
Anstieg von Herzminutenvolumen,
Schlagvolumen & Heather-Index
nach Q_{10} Seite 64

Tabelle 4:
Mittlere Blutdruckwerte vor
und nach Q_{10} Therapie Seite 73

Tabelle 5:
Blutdruckwerte vor und nach Q_{10} Seite 74

Tabelle 6:
Blutdrucksenkung bei Q_{10} Mangel
und Bluthochdruck Seite 75

Tabelle 7:
Blutdrucksenkung durch Q10 Seite 76

Tabelle 8:
Q10 Behandlung bei
Herzrhythmusstörungen Seite 81

Tabelle 9:
Anstieg des Q10 Gehaltes im Blut
und im Herzmuskel nach
Q10 Behandlung Seite 86

Tabelle 10:
3 Monate Kurzzeitbehandlung
mit Q10 Seite 110

Tabelle 11:
59 Monate Langzeitbehandlung
mit Q10 Seite 112

Tabelle 12:
8 Jahre Langzeitbehandlung
mit Q10 Seite 114

Allgemeines Stichwörterverzeichnis

„Begriffe auf einen Blick“ siehe auch Seiten 12-15

( ) Seitenzahlen in Klammern: Stichwörter nur sinngemäß.

„Erklärung wichtiger Fachausdrücke“ siehe auch Seiten 131 ff.

A

Adenosintriphosphat (ATP) **29**
Aerobic **58**
aerobisch **70**
Alterserscheinungen **25** · 128
Altersherz **69** · 57
Alterskrankheiten **69**
Alterungsprozeß **39** · 21 · 70
Angina pectoris **94** · 19 · 24 · 46 · 49 · 69 · 70 · 71 · 95 · 96 · 97
Angina-Attacke **78** · 70 · 95
Anti-Alterungs-Forschung **19**
Antibiotika **125**
Antioxidantien **70** · 71 · 122
Aorta **106**
Apotheken **40**
Arrhythmie (Rhythmusstörungen) (**78**)
Arterie **106**
Arterienverkalkung **70** · 49 · 57 · 71 · 91
Arterienverschluß **124**
Arteriosklerose **70**
Ascorbinsäure **35**
Atemnot **91** · 67 · 87 · 100
ATP **29**
Aufregung **91** · 94
Ausdauertraining **19** · 57 · 61

B

Beklemmung am Herzen siehe Angina pectoris
Belastbarkeit **60** · 59
Belastungstest **109** · 58 · 93 · 95 · 96
Bewegungsübungen **61**
Biochemie **126** · 26 · 30 · 35
Bioenergie **79** · 22 · 51 · 57 · 75 · 76 · 92 · 99 · 100 · 105 · 116 · (27)
Biopsie **69** · 53 · 85
Blutdruck **74** · 58 · 72
Blutdruckkrankheiten (**71**)
Blutgefäße (**71**)
Blutgefäßverengung (**71**)
Bluthochdruck **71** · 19 · 25 · 39 · 46 · 57 · 72 · 74 · 75 · 76 · 79 · 91 · 113
Bluthochdruckregler **77**
Blutkreislauf **121**

Blutlipide **71**
Blutstauende Herzschwäche **87** · (108)
Bluttests **52**
Blutwerte **53** · 103
Brustenge **94** · 24
Bypass-Operation **102** · 103 · 104

C

Carotin **71**
Chirurgie (Herz) **102** · 107
Co-Enzym **132**
Co-Enzym Q **29** · 30 · 33 · 118
Co-Enzym Q10 **26** · 18 · 31 · 34 · 35 · 41 – siehe weiter unter „Q10“
Creatinkinase (CK II) **121**

D

Dauerschädigung **117**
Degenerationsprozesses **69**
Diastole **73** · 74
Digitalis **24** · 88 · 115
Diuretika **24** · 72 · 88 · 115
DNA **21**
Doppelblind-Versuche **54** · 65 · 73 · 95
Dosierung **73**
Durchblutungsstörung (**71**)

E

Elektrokardiogramm (EKG) **91**
Endomyokard-Biopsie **83**
Enzym **20**
Ernährung **36** · 51 · 66 · 72
Ersatzgefäße **102**
Extraktionstechniken **52**

F

Fahrrad-Ergometer **93**
FDA **45**
Fehlfunktion **116**
Fermentierung **125** · 124
Fingerhutgewächs (Digitalis) **24**
Fitness **57** · 61 · 62 · 68

G

Gefäßwandspannung **71**
Gesundheitszustand **113**
Gewebeschwellungen **68**

H

Hämodynamik **93**
Hauptschlagader siehe Aorta
Heather-Index **64** · 63
Heilungschancen **58**
Herz-Lungen-Maschine **106**
Herzanfall **90** · 118 · 121
Herzattacke **91** · 19 · 78 · 90 · 92 · 117
Herzchirurgie **102** · 107
Herzenge (**96**)
Herzforschung **65**
Herzfrequenz **59** · 115

Herzfunktion **46** · 47 · 50 · 55 · 58 · 62 · 63 · 65 · 86 · 89 · 98 · 99
Herzfunktionsstörungen **88** · 42
Herzgefäßerkrankung **47** · 46
Herzgewebe **55** · 53 · 120
Herzinfarkt **89** · 46 · 91 · 97 · 111
Herzinsuffizienz **46** · 49 · 86 · 113 · 123
Herzkammer **101** · 102
Herzklappe **105**
Herzklappen-Operation **105** · 101 · 106
Herzklappenfehler **101** · 84 · 87
Herzkranzbeschwerden (**79**) · 39
Herzkranzgefäße **71** · 87 · 90 · 102
Herz-Kreislauf-Erkrankung **46** · 47
Herz-Kreislauf-System **46**
Herzleistung **55** · (47) · 57 · 58 · 86 · 93 · 106 · 110 · 111 · 113 · 115
Herzmedikament **69** · 76 · 112
Herzminutenvolumen **64** · 59 · 65 · 66 · 67 · 68 · 108 · 109 · 123
Herzmittel **109**
Herzmuskel **48** · 49 · 57 · 70 · 82 · 83 · 93 · 97 · 101 · 105 · 109 · 115 · 116 · 117 · 118 · 121 · 122
Herzmuskelgewebe **69** · 90 · 92 · 103 · 104
Herzmuskel-Infarkt **108**
Herzmuskel-Ischämie **117**
Herzmuskelerkrankung **86** · 53 · 82 · 87 · 98 · 100 · 113
Herzmuskelschwäche **81** · 65 · 82 · 86 · 87 · 88 · 89 · 99 · 105 · 115
Herzmuskelzellen **90** · 104 · 113
Herzmuskulatur **94** · 120
Herzoperation **100** · 78
Herzrhythmusstörungen **78** · 46 · 80 · 81
Herzschlag **119**
Herzschlagvolumen **57** · 59 · 62 · 63 · 64 · 65 · 66 · 67 · 68 · 108 · 109 · 123
Herzschrittmacher **79**
Herzschutz **57** · 78 · 120 · 121 · 126
Herzschwäche **97** · 72 · 84 · 88 · 93 · 99 · 108
Herzstärkung **119**
Herzstolpern siehe Herzrhythmusstörungen
Herztransplantation **47**
Herzzeitvolumen **62** · 63 · 69
Hypertonie siehe Bluthochdruck
Hypoxie **122**

I

Immunsystem **38** · 19 · 21 · 43
Impedanzkardiographie **62** · 63 · 64 · 68 · 80
Infarkt **113**
Intrope Medikation **106**
Intravenös **96**
Ischämie **117** · 46 · 49 · 95 · 113 · 120 · 122

K

Katalysator **27**
Koronare Herzkrankheit **113** · (71) · (86)
Koronargefäße **94**
Koronarthrombose **72**
Künstliche Herzklappen **104** · 105 · 106
Kortison **22**
Krankheitsgrade siehe NYHA
Kreislaufsystem **52**
Kurzatmigkeit **87**

L

Langzeitbehandlung **112** · 78 · 111 · 114
Langzeittherapie **110** · 111
Lebenserwartung **60**
Lebensverlängerung (**113**) · 109 · (114)

M

Mangel an Q10 **37** · 49 · 75 · 113 · (55) · (83)
Medikament **77** · 76
Methylprednisolon **120**
Mitochondrien **27** · 21 · 28 · 29 · 51 · 55 · 62 · 97 · 100 · 104 · 116 · 120

N

n=Anzahl der Testpersonen
Nachwirkungen **90**
Nährstoff **18** · 97 · 119 · 125
Nährstoffgehalt **36**
Nahrungsbestandteil **44**
Nahrungsergänzung **39** · 26 · 34 · 42 · 44 · 62 · 87 · 124
Narkose **103**
Nebenwirkung **109** · 43 · 57 · 77 · 78
Nebenwirkungen von Q10 **45** · 20 · 77
Nikotinsäure **35**
Nitroglycerin **95**
Nobelpreis/Nobelpreisträger **21**
NYHA-Einteilung **83** · 99 · 110 · 111 · 112 · 113 · 123

O

Ödeme **87**
Operation **101**
Operationsrisiko **100** · 104
Operationstechniken (**102**) · (105)

P

Pathologisch **87**
Placebo **73** · 65 · 74 · 94 · 95 · 96 · 98
Prophylaxe **40**
Prophylaktisch **122**
Prothese **105**
Pumpleistung **82** · 94

Q

Q10 Behandlung **63** · 64 · 68 · 80 · 89 · 99 · 109 · 112 · 113
Q10 Biosynthese **123**
Q10 Darreichungsformen **40**
Q10 Eigensynthese **34** · (32) · 44 · 117
Q10 Einnahme (Verzehr) **110** · 20 · 111 · 112 · 114
Q10 Forschung **32** · 19 · 20 · 21 · 38 · 46 · 50 · 51 · 52 · 53 · 107 · 124 · 126 · 128
Q10 Funktion **21**
Q10 Gehalt **36** · 37 · 49 · 52 · 86 · 98
Q10 Heilkraft **65**
Q10 Herstellung **53** · (41)
Q10 Herzforschung **55**
Q10 im Alter **38**
Q10 in Nahrungsmitteln **36**
Q10 Kapseln **41**
Q10 Konzentration **62**
Q10 Langzeiteinnahme **110** · 45 · 111 · 112 · 114
Q10 Langzeittherapie **24** · 78 · 110 · 111 · 112 · 114
Q10 Mangel/Defizit **26** · 32 · 37 · 39 · 49 · 50 · 53 · 54 · 68 · 74 · 76 · 83 · 84 · 85 · 92 · 97 · 100
Q10 Menge **42** · 101
Q10 Nahrungsergänzungen **39** · 40 · 44 · 60 · 69 · 72 · 87 · 113 · 126
Q10 Nebenwirkungen **45** · 89
Q10 pflanzlich **37** · 31 · 125
Q10 Präparate/Produkte **20** · 40 · 41
Q10 Qualitätskontrolle **41** · 125
Q10 Seitenkette **32** · 34 · 125
Q10 Tabletten **41**
Q10 Therapie **98** · (55) · 58 · (65) · 66 · 68 · 73 · 88 · 94 · 100 · 109 · 112 · 115
Q10 Unterversorgung **51** · 67 · 82 · 114
Q10 Verabreichung **59** · 66 · 115
Q10 Verzehr **42** · 114
Q10 Vitamin **26** · 34
Q10 Wirksamkeit **23** · 41 · 42 · 43 · 53 · 54 · 66 · 80 · 84 · 95 · 96 · 99 · 103 · 109 · 110 · 120 · 122
Q10 Wirkungsdauer **74** · (44) · (61)
Q10 Zyklus **21**

R

Radikale, Freie **122** · 71
Reinheitskontrollen **41**
Rheumatische Herzkrankheiten **91**
Risikofaktoren **100**
Rückfälle **111** · 115

S

Sauerstoffmangel **117** · 94 · 103 · 118 · 122
Scheinmedikament (Placebo) **73**
Schlaganfall **71**

Schwerkranke **97** · 108
Sport **58** · 60
Sportlerherz **58**
Spurenelemente **36**
Stoffwechsel **122** · 123
Streß **60** · 66
Strömungsdruck **71**
Symposium **22** · 23 · 164 · 165
Symptome **90** · 94
Synapse **48** · 124
Systole **73** · 74

T

Tabakpflanze **31** · 125
Tabellen siehe Seite 156/157
Tropfinfusion **103**
Tryptophan-Diät **18**

U

Übergewicht **19**
Ubichinone **29** · 31
ubiquitär **29**
Umgehungskreislauf **92** · 109

V

Vasodilatatoren **24**
Vitalstoff Q10 **26** · 21 · 36 · 68 · 85 · 101 · 125
Vitamine **34**
Vitamin A **36**
Vitamin B6 **36** · 24 · 50
Vitamin B12 **36** · 22 · 24
Vitamin C **35** · 36
Vitamin D **36**
Vitamin E **122** · 36 · 40 · 71 · 117 · 123
Vitamin Q10 **26** · 34 · 35 · 73
Vorbeugung **39** · 70
Vorsorge **40**

W

Warnsignale **91**
WHO-Klassifikation **73**
Widerstandsfähigkeit **107**

Z

Zelle **27**
Zellenergie **27**
Zellfunktion **50** · 123
Zellgewebe **120**
Zellmembranen **120**
Zellstoffwechsel **27**

Internationales Q10 Symposium, Rom 1990

Eröffnungs- und Abschlußrede Dr. Karl Folkers

„Während der letzten zwei Jahre hat das wissenschaftliche und medizinische Interesse an Q10 in bemerkenswertem und erfreulichem Umfang zugenommen bis zu einem Ausmaß, den man als ‚explosiv' bezeichnen kann."

„Ich zitiere ein Ergebnis von Per Langsjoen, Scott and White Clinic, Texas, A & M University, Temple, Texas, des Inhalts, daß Q10 die erste Therapieform ist, durch die die Überlebenszeit von Patienten erheblich verlängert worden ist im Vergleich zu denjenigen Patienten, die mit einer konventionellen Therapie behandelt worden sind."

„Legt man internationale Erfahrungen zugrunde, so hat sich dieser therapeutische Nutzen von Q10 , Herzkrankheiten zu behandeln, durchgesetzt und wird bald als historisch angesehen werden."

Symposiums-Beitrag / Studienergebnis Universität Neapel

„Fünfundsechzig Kardiologen oder Internisten aus Italien haben sich an dieser Studie beteiligt. Jeder von ihnen behandelte 10-12 Patienten.

Im Vergleich zu Patienten, die nur mit einer konventionellen Therapie behandelt wurden, konnten bei Patienten, die zusätzlich noch mit Q_{10} behandelt wurden, signifikante Verbesserungen des Gesundheitszustandes beobachtet werden …“.

Abschlußrede Dr. Toru Yamagami, Osaka/Japan

„Heute ist mir die großartige Ausweitung der Forschungen über das Coenzym Q_{10} im Rahmen dieses Symposiums klargeworden.“

Textauszüge / Literaturangabe: Sixth International Symposium on Biomedical and Clinical Aspects of Coenzyme Q, K. Folkers, G. P. Littarru and T. Yamagami, editors, Elsevier Science Publishers 1991.

Q_{10} Informationsdienst

Die wissenschaftlichen Untersuchungen über Co-Enzym Q_{10} und ihre praktische Anwendung werden auch zukünftig einen hohen Stellenwert für eine gesunde Ernährung haben.

Wir werten aktuelle internationale Quellen aus und können Sie so über die neuesten Forschungsprojekte und -ergebnisse sowie deren praktischen Nutzen informieren.

Schreiben Sie einfach an:
LebensBaum Verlags GmbH
Postfach 5503
DW-4800 Bielefeld 1

Jedes Medikament versagte und auch die besten Kardiologen konnten ihm nicht helfen. Eines Tages riet ihm Dr. v. d. Schaar, es mit Q_{10} zu versuchen. Nach einigen Experimenten bemerkte Prof. Dr. Defares, daß er mit 100 mg pro Tag das nervöse, laufend erhöht schlagende Herz auf fast normal bringen konnte.

Privé, Niederlande, 1988

Nun, da Q_{10} als eine sichere, einfach einzunehmende Alternative zu starken synthetischen Medikamenten erhältlich ist und manchmal selbst deren Wirksamkeit ergänzt, sind seine Vorteile für jeden nutzbar.

The Miracle Nutrient Co-Enzym Q_{10}, L. Mervyn, England, 1988

Jetzt haben sich Forscher davon überzeugt, daß sich die Grundvoraussetzungen für das Leben in einem speziellen, natürlichen Nahrungsprodukt, genannt Q_{10}, befinden.

Helgbladet, Schweden, 1988

Dieser Stoff (Q_{10}) wird für die Energiegewinnung in den Kraftwerken der Zelle, den Mitochondrien, benötigt. Besonders empfindlich scheint der Herzmuskel auf einen Mangel an Ubichinon (Q_{10}) zu reagieren.

Frankfurter Allgemeine, Deutschland, 1990

Das Co-Enzym Q_{10} ist ein unentbehrlicher Bestandteil der mitochondrialen Bioenergien und daher für den Menschen lebensnotwendig.

Klinische Wochenschrift, Deutschland, 1988

Q_{10} hat sich unbestritten als wirksames Behandlungsmittel … erwiesen, da es – in angemessenen